中老年女性
骨质健康
绝经后骨质疏松的防与治

李立军 ｜ 主编
张宝帅

U0339292

天津出版传媒集团

天津科技翻译出版有限公司

图书在版编目(CIP)数据

中老年女性骨质健康:绝经后骨质疏松的防与治 /
李立军, 张宝帅主编. — 天津 : 天津科技翻译出版有限
公司, 2022.10

ISBN 978-7-5433-4255-2

Ⅰ.①中… Ⅱ.①李…②张… Ⅲ.①女性—骨质疏
松—防治 Ⅳ.①R681

中国版本图书馆CIP数据核字(2022)第124653号

中老年女性骨质健康:绝经后骨质疏松的防与治
Zhonglaonian Nüxing Guzhi Jiankang:
Juejing Hou Guzhi Shusong De Fang Yu Zhi

出　　版:天津科技翻译出版有限公司
出 版 人:刘子媛
地　　址:天津市南开区白堤路244号
邮政编码:300192
电　　话:022-87894896
传　　真:022-87893237
网　　址:www.tsttpc.com
印　　刷:天津新华印务有限公司
发　　行:全国新华书店
版本记录:880mm×1230mm　32开本　4.5印张　100千字
　　　　　2022年10月第1版　2022年10月第1次印刷
　　　　　定价:29.80元

(如发现印装问题,可与出版社调换)

编者名单

主　编

李立军　张宝帅

编　者（按姓氏汉语拼音排序）

海米提·阿布都艾尼　姜竹岩　李　鑫　倪东馗

覃作恒　时宇博　王云国　朱福良

共同交流探讨　守护骨骼健康

前　言

　　骨质疏松是一种世界性常见病和多发病，其发病率已经紧随糖尿病、老年痴呆，跃居老年疾病的第三位，成为影响中老年人健康的重要问题。随着我国老龄化进程的加速，降低老年人群的骨折发生率是迫在眉睫的工作。骨质疏松不但严重影响患者身体健康，而且给社会带来沉重的医疗负担。

　　作为一名骨科医生，临床工作中常遇见很多中老年女性因患有绝经后骨质疏松而并发骨折，其中一些患者的年龄并不是很大，但骨折给她们造成了痛苦和不便。更严重的是，她们甚至根本不知道自己已经患有骨质疏松，这无形中增加了发生骨折的风险。本书的编写目的是普及中老年女性绝经后骨质疏松的相关知识，提高人们对这种隐匿发病且危害严重的疾病的认知。

本书共分三个部分,分别从骨质疏松的起因、疾病的危害,以及预防和治疗三个方面,详细介绍了绝经后骨质疏松的相关知识,以期提高人们对绝经后骨质疏松的认识,尽可能做到早发现、早诊断和早治疗。本书内容通俗易懂,知识贴近生活,对于普及绝经后骨质疏松知识、增强中老年女性对骨质疏松的预防意识,以及引导大众养成维护骨骼健康的生活方式起到一定作用。

本图书受天津市科技计划项目(编号 19KPXM-RC00020)、天津市教委社科重大项目(2020JWZD39)支持。

由于作者水平有限,书中难免有不足之处,还望广大读者批评指正。

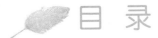目　录

第*1*部分

什么是绝经后骨质疏松

第 1 部分

什么是绝经后骨质疏松

第 **1** 章
更年期

更年期是女性的一个重要的生理阶段，它是女性衰老的正常过程，医学上通常认为女性在1年内没有任何月经来潮即进入更年期。当女性月经停止时，标志着女性生殖年龄的结束。更年期通常发生在45~55岁，多数女性在49~52岁进入更年期。更年期前期一般持续7年，有时可长达14年，直至更年期完全绝经。此外，手术切除卵巢的女性会提前经历"手术更年期"。

1 更年期为什么会发生？

▶▶ 月经的变化

正常卵巢产生雌激素和孕激素，雌激素和孕激素一起控制月经。随着年龄的增长，生殖周期开始减慢，并且逐步趋于停止,卵巢不再产生高水平的激素。雌激素也影响人体使用钙和维持血液中的胆固醇水平。当更年期临近时,雌激素和孕激素分泌减少,女性的月经周期开始改变,经期长短或血量会发生变化,直至最后月经停止。女性在更年期的每个阶段(绝经前期、绝经期和绝经后期)所经历的各种症状都是身体适应这些变化的一部分。

▶▶ 自然更年期是如何发展的?

自然更年期是指月经永久结束,但并非是由任何类型的医疗原因造成的。对于经历自然更年期的女性来说,这个过程是渐进的,分为三个时期。

绝经前期

绝经前期又称为"更年期过渡期",在绝经前8~10年开始,这时卵巢雌激素的产生逐渐减少。绝经前期通常从40多岁开始,但也可以从30多岁开始,并持续到更年期,即卵巢停止释放卵子时。进入此阶段,雌激素水平开始下降,许多女性可能会出现更年期症状。女性在这段时间内仍有月经周期,并且可以妊娠。

绝经期

绝经期是指女性不再有月经的时期。在这个阶段，卵巢停止释放卵子并且不再产生大部分雌激素。当女性连续12个月没有月经时，可被诊断为绝经期。

绝经后期

这是指女性更年期后的时期。在这一阶段，许多女性的更年期症状（如潮热）可能会得到缓解。然而，一些女性在更年期后10年或更长时间内可能持续出现更年期症状。由于雌激素水平较低，绝经后女性患骨质疏松和心脏疾病的风险增加。

2 更年期有哪些症状？

▶▶ 潮热

更年期前，女性的生理周期常会变得不规律，这时女性常有持续潮热感，一般会持续30秒至10分钟，并伴有身体发抖、流汗和皮肤发红。这种潮热感一般会在1~2年后消失。有些女性在更年期只有短暂的潮热，而有些女性在更年期后仍有某种潮热的发生。在日常生活中，很多因素可以引发潮热，包括天气炎热、压力和焦虑、咖啡因、吸烟、食用辛辣的食物、饮酒，甚至穿紧身衣。

▶▶ 睡眠障碍、阴道不适感及情绪变化

更年期女性容易出现心情烦躁、情绪低落、易发怒、焦虑、记忆力减退、注意力不集中、睡眠障碍等表现。部分女性会出现阴道干燥或者瘙痒、性交困难、疼痛、性欲低下、压力性尿失禁等表现。

3 更年期的规律特点

▶▶ 绝经前期（更年期过渡）持续多长时间？

每个人的更年期过渡阶段可能有所不同。有些女性的这一阶段可能仅几个月，而另一些女性则可能达4年以上。如果女性已经超过12个月没有一个月经周期，那么就不再是更年期过渡。然而，如果有药物或其他疾病的干扰，可能会影响月经周期，此时更难明确更年期过渡的具体阶段。

▶▶　哪些情况提示过渡到更年期?

　　女性出现潮热、盗汗和(或)阴道性交时不适感,提示已经过渡到更年期。此外,女性还可以出现尿急、皮肤干燥、眼睛干燥或口干等症状,通常会伴有睡眠困难(失眠)、情绪变化(烦躁、情绪波动、轻度抑郁)。一些女性也可能会有心跳加速、头痛、关节和肌肉疼痛、注意力不集中、记忆力减退、体重增加、头发稀疏或脱发等表现。

▶▶　什么是更年期提前?

　　通常认为自然更年期发生在45~55岁,但是也有一些女性可能会因为某些原因经历更年期提前,例如,手术干预(卵巢切除)或卵巢损伤(化疗)。40岁或40岁以下的女性出现更年期被认为是更年期提前。

　　绝经期开始出现的各种症状可能是卵巢产生雌激素减少的迹象,也可能是激素水平波动导致的,但并不是所有的女性都会出现这些症状。中老年女性应该关注自身的身体变化情况,提前应对更年期的到来。

更年期对中老年女性
身心的影响

　　雌激素是在卵巢中产生的一种激素，通常与女性生殖系统有关。激素是调节特定细胞和器官活动的物质。雌激素作为一种性激素，主要调节女性的性发育。雌激素的作用包括：在青春期和妊娠期启动乳腺组织的变化，调节月经周期，通过控制骨组织发育和生长的代谢来调节骨量及体重（通过促进钙的吸收和保留来防止骨丢失），在促进心血管健康方面发挥作用。在 40 岁以上的女性中，低雌激素可能会逐渐出现更年期的表现，在这个时期，卵巢仍产生雌激素，但会逐渐减少。当卵巢不再产生雌激素时，女性就到了更年期。雌激素水平降低，会对人体产生诸多影响。45% 的中老年女性没有意识到自己可能会出现更年期症状，甚至 42% 的女性认为自己太年轻,不可能会出现更年期症状,因而忽视了对更年期症状的防范。

1 雌激素减少直接影响更年期的来临

▶▶ 雌激素减少的原因

低雌激素水平会导致女性出现多种健康问题,这是因为雌激素广泛影响人体功能(如骨骼的健康发育、女性生殖系统的健康等)。造成女性雌激素水平降低的原因包括:卵巢切除、过度锻炼、甲状腺疾病、垂体功能障碍、厌食症、营养不良、特纳综合征(一种遗传缺陷疾病,导致发育异常和不孕)、卵巢早衰(遗传缺陷)、自身免疫性疾病、慢性肾脏疾病及化疗的影响。

▶▶ 雌激素水平降低的危险因素

女性雌激素水平降低的主要危险因素是年龄。当女性接近绝经年龄时,会逐渐经历较低的雌激素水平,直到完全绝经。低雌激素的其他危险因素包括:有激素问题的遗传性疾病家族史、卵巢肿瘤、卵巢囊肿等。

2 更年期对女性身体器官的影响

▶▶ 对心血管系统的影响

更年期女性患动脉粥样硬化的风险增加，心肌梗死及心血管疾病的发病风险在停经期后迅速上升。女性若在45岁以前就已经进入更年期，将来发生心脏病、心肺功能障碍的风险会显著增加。

▶▶ 对子宫、阴道、乳房的影响

女性进入更年期时会伴随体内激素的变化，因此可能会有功能失调性子宫出血。雌激素水平降低会导致阴道血流量减少，并造成阴道干燥和阴道润滑减少，从而出现阴道干燥、性交疼痛、萎缩性阴道炎等症状。更年期女性还会出现乳房肿胀、乳房疼痛等表现。

▶▶ 对泌尿系统的影响

膀胱控制问题（也称为尿失禁）是女性常见的更年期症状。发生这种情况是因为雌激素减少、盆底肌肉无力。盆底肌肉是支撑膀胱和子宫的重要结构。当中老年女性盆底肌肉减弱时，就会出现尿失禁。更年期后期，雌激素水平降低使尿道黏膜变薄，张力下降导致尿失禁。具体的膀胱控制问题包括：压力性尿失禁，咳嗽、打喷嚏或提起重物时出现尿渗漏；急迫性尿失禁，有尿意就迫不及待地想要排尿，难以控制；排尿不适感；夜尿增多。

▶▶ 对皮肤的影响

更年期女性的激素变化会加速衰老，皮肤失去光泽或弹性并出现色斑及皱纹，少数女性还会出现面部毛发生长增多。

▶▶ 对骨质的影响

更年期对女性骨质的影响较大，下文将详细介绍。此外，更年期女性患骨质疏松和并发骨折的风险增加，会出现关节无力、关节痛、关节僵硬、背痛等症状。

3 更年期对中老年女性心理的影响

▶▶ 精力集中困难和健忘

注意力差和轻微的记忆问题可能是更年期的常见情况，虽然这不会发生在每个人身上，但它确实会发生。如果出现记忆力障碍，可以通过多种活动刺激大脑来帮助恢复记忆。这些活动包括:做填字游戏和其他精神刺激的活动,如阅读和做数学题等。

▶▶ 焦虑和抑郁

更年期女性的激素水平甚至会有极端的变化,中老年女性可能因为潮热而睡眠不佳,也可能会经历情绪波动,出现恐惧和焦虑,甚至抑郁。此外,其他原因也可能导致抑郁,如甲状腺问题。如果女性存在任何抑郁症状,应积极就医,分析抑郁的原因,并进行对症治疗。

▶▶ 其他情绪变化

更年期会导致各种情绪变化,包括:容易激动,紧张,易发怒,甚至有攻击性;情绪低落,缺乏动力;喜怒无常。

第 3 章

雌激素与骨骼的关系

　　雌激素是女性骨代谢的重要激素调节因子。雌激素可以直接调控骨细胞、破骨细胞及成骨细胞的增殖和活性,分别起到抑制骨重塑、减少骨吸收和维持骨形成的作用。此外,雌激素还影响成骨细胞、骨细胞和T淋巴细胞对破骨细胞的调节。雌激素缺乏的主要后果是骨吸收增加。此外,雌激素缺乏还可导致骨形成减少,造成骨吸收和骨形成之间的差距增大,骨量逐渐减少,这表明雌激素对于维持骨骼健康非常重要。雌激素缺乏的这些多向性作用将导致骨质疏松的发生。

1 雌激素调控骨重塑

▶▶ 骨重塑

骨骼是一个复杂的组织,由蛋白质和矿物质组成,起着支撑身体的作用。骨骼虽然看似是由无机钙组成的,但实际上它是动态的、有活力的组织,可以不断进行组织代谢。骨组织中包含骨细胞、成骨细胞和破骨细胞。成骨细胞负责制造新骨和其他细胞,破骨细胞负责去除旧骨。这种骨骼组织持续进行的骨降解和骨形成的过程被称为骨重塑。骨重塑的状态对于维持骨量的稳定发挥重要作用。同时,骨重塑的过程受众多因素的影响。

▶▶ 雌激素与骨重塑的关系

女性雌激素通过抑制骨吸收(抑制破骨细胞)和刺激骨形成(刺激成骨细胞),在维持骨重塑的稳态中起着重要作用。破骨细胞和成骨细胞都有雌激素受体,因此都受雌激素的调控。在绝经前期之前,雌激素通过平衡骨形成和骨吸收来促进骨的稳态。在更年期和之后,女性的雌激素水平快速下降,破骨细胞和成骨细胞不再平衡,破骨细胞增加而成骨细胞减少,骨量逐渐降低,导致骨强度下降。如果遇到轻微的外力(如跌倒),就会发生骨折。

2 骨峰值与骨质疏松进展的关系

▶▶ 骨峰值

25~35岁是骨骼最强壮的时期,骨骼中的骨量达到一生中的最高值,称为骨峰值。之后,骨骼开始逐渐衰退,这是每个人都会经历的正常生理过程。许多女性害怕更年期的一个重要原因是骨骼衰退在更年期开始加速,这会增加女性患骨质疏松的风险,甚至可能导致骨折的发生。青少年时期,女性性发育延迟,雌激素水平降低造成骨峰值较低,这是将来造成骨质疏松的重要因素。

▶▶ 了解骨峰值的重要性

为了保持健康的骨量,需要维持较高水平的峰值骨量(高骨量)和良好的骨结构(骨质量)。随着年龄的增长,骨丢失自然发生。因此,应提高对骨峰值的认识,并通过合理的方式来提高骨峰值。最好在骨丢失前补充骨量,增加骨储备,以延缓或避免绝经后骨质疏松的发生。

3 骨密度、骨强度与骨质疏松的关系

▶▶ 骨密度、骨强度与骨质疏松

骨密度是指骨骼矿物质密度,它是骨强度的一个重要指标,以克/每立方厘米(g/cm^3)表示,是一个绝对值。骨强度是指骨骼最大载荷值与每毫米标本长度内矿盐含量的比值(或与骨矿盐密度的比值),表示骨的内在特性。实际上,骨密度的降低必然会造成骨强度减弱。骨质疏松早期无明显症状,常出现进行性骨量减少和骨密度降低,骨强度也会减弱。骨强度减弱可增加骨折的风险,许多人直到骨折后才意识到自己患有骨质疏松。

▶▶ 骨质疏松与骨折风险

大多数骨折发生在绝经后女性和老年人群。全世界每3名50岁以上的女性中就有一人发生骨质疏松性骨折。在女性患者中,骨质疏松性骨折的常见部位是椎体、髋部、前臂远端、肱骨近端和骨盆等。50岁以上女性椎体骨折的发病率约为15%,80岁以上女性椎体骨折的发病率可高达36.6%,髋部骨折女性的发病率约为18%,预计到2050年,全世界髋部骨折人数将由1990年的126万增加到450万。总的来说,61%的骨质疏松性骨折发生于女性。椎体10%的骨量损失可使椎体骨折的风险加倍,同样,髋部10%的骨量损失可使髋部骨折的风险增加2.5倍。

如果女性正接近更年期,雌激素突然下降引起身体体征(如潮热)和心理变化(如情绪波动),则可能提示更年期的到来。但是,雌激素下降的表现并不十分明显,雌激素下降引起的骨质流失通常隐匿发生。因此,中老年女性应该提高对绝经后骨质疏松的认识,并采取措施进行早期预防。

第 4 章

骨质疏松与绝经后骨质疏松

骨质疏松非常常见,它是一种以骨量降低、骨组织微结构损坏、骨脆性增加、易发生骨折为特征的全身性骨病。骨质疏松可发生于任何年龄,但多见于绝经后女性和老年人群。绝经后骨质疏松一般发生在女性绝经后5~10年内;老年骨质疏松一般是指70岁以后发生的骨质疏松。在原发性骨质疏松中,绝经后骨质疏松高达70%~80%,其具有发病早、隐匿的特点,因此需要引起全社会的重视。

1 什么是骨质疏松?

骨质疏松的字面意思是"多孔的骨头",这是一种骨骼变薄弱、骨质变稀疏、骨骼质量降低的情况。因为骨骼变得不那么致密,轻微的跌倒或外伤就会导致骨折,从而造成疼痛、活动障碍甚至残疾，给患者的日常生活带来困难。

骨质疏松通常被称为"寂静疾病"，因为大多数人不知道自己患有骨质疏松，直至他们因轻微的跌倒或颠簸而骨折。正常情况下，轻微的外伤不会造成如此严重的伤害。事实上，即使在骨折后，仍有约80%的患者未被诊断为骨质疏松，这是导致再发骨折的潜在危险因素。

人的骨骼处于不断更新的状态，旧骨被分解，新骨被制造出来。年轻时，人体制造新骨的速度比分解旧骨的速度快，因此骨量会不断增加。20岁以后，这一过程变慢，大多数人在30岁前后达到峰值骨量。此后，随着年龄的增长，骨丢失比骨形成更快。在整个生命周期中，骨骼不断更新，新骨取代了旧骨。对于骨质疏松患者来说，越来越多的骨丢失而没有被替换，意味着骨骼逐渐变得脆弱，更容易断裂。一个很重要的事实是：患骨质疏松的可能性在一定程度上取决于年轻时的骨量储备。峰值骨量越高，存在骨骼"银行"里的骨量就越多，随着年龄的增长，患骨质疏松的可能性就越小。

 绝经后骨质疏松是如何发生的？

绝经后骨质疏松是一种由雌激素缺乏引起的疾病，

属于原发性骨质疏松。雌激素是女性最重要的性激素，雌激素本身还具有促进骨形成与抑制骨吸收作用，对维持骨密度、提高骨量具有促进作用。随着更年期女性卵巢功能的减退和雌激素水平的降低，女性骨丢失加快，特别是在更年期后的最初5年，骨量每年以1%~5%的速度丢失，女性绝经后的最初几年往往是骨质疏松的高发期。此外，绝经期还会使女性骨量减少开始的时间比男性提前10年以上。绝经后骨质疏松常隐匿发病，脆性骨折是其最常见的临床并发症，常累及髋骨、股骨和脊柱等部位，并导致疼痛、畸形、功能障碍，甚至死亡。

3 骨质疏松现状

根据2015年国家统计年鉴，截止2015年底，我国60岁以上人口已超过2.1亿，约占总人口的15.5%。据估算，2016年中国60岁以上的老年人骨质疏松发病率为36%，其中男性为23%，女性为49%，女性骨质疏松发病率尤为突出。随着我国老龄化进程的加速，我国骨质疏松患病人数将进一步增加，骨质疏松特别是绝经后骨质疏松将成为我国面临的重要公共卫生问题。

骨质疏松性骨折的后果

1/3 的女性和 1/5 50 岁以上的男性会因为骨质疏松而骨折。在骨质疏松发病过程中,由于女性骨吸收及皮质孔隙率高于男性,因此女性发生皮质骨丢失较多。此外,女性比男性更易发生骨小梁吸收和破坏,因此女性骨丢失明显多于男性。在 45 岁以上的女性中,骨质疏松导致的骨折比许多其他疾病(包括糖尿病、心脏病和乳腺癌)需要更长的住院时间。高达 20%~24% 的患者在髋部骨折后的第 1 年死亡。在髋部骨折幸存者中,40% 无法独立行走,60% 在 1 年后仍需要帮助,80% 活动受限制。

骨质疏松造成的骨折不仅痛苦,而且也是造成残疾和丧失独立性的原因。确保在骨折发生前进行早期诊断和治疗非常重要!早期诊断意味着早期干预,可以有效预防骨质疏松性骨折的发生。如果中老年女性轻微跌倒后发生了骨折(如手腕骨折),往往提示骨质疏松。这时应积极就医,因为一次骨折可能预示着未来多次骨折的风险。

第 5 章

与绝经后骨质疏松密切相关的因素

　　绝经后骨质疏松是由多种因素造成的,遗传、生活方式、营养等均与发病有关。女性是否发生骨质疏松,取决于其骨峰值的骨量及骨丢失的速度。骨峰值高和(或)骨丢失慢者,不易发生骨质疏松;相反,骨峰值低和(或)骨丢失快者,易发生骨质疏松。

1 影响骨峰值的因素

　　骨峰值是指一个人一生中的最高骨量,成人一般在25~35岁时达到骨峰值。骨峰值越高,说明骨储备越丰富。有多种因素可影响骨峰值,其中遗传因素最为重要,营养、生活习惯等也有一定影响。

▶▶　遗传因素

遗传因素决定骨峰值的70%~80%。例如,白人和亚洲人的骨密度较低,而骨质疏松性骨折的发生率较高;单卵双胎的骨密度差异较双卵双胎者小;男性的骨峰值高于女性。在一些国家,维生素D受体基因、雌激素受体基因或胶原基因的多态性均与骨密度有关,表明骨峰值受遗传因素影响。

▶▶　营养

个体峰值骨量的50%是在儿童和青少年时期累积的,超过1/4的峰值骨量在青少年时期迅速累积。因此,儿童和青少年时期是峰值骨量累积的关键时期。如果能充分利用这一骨量快速积累期,促进机体达到更高的峰值骨量,对于预防中老年时期的骨质疏松具有积极意义。蛋白质、脂肪、钙、维生素D等营养成分在骨骼形成过程中发挥重要作用。青少年时期,钙摄入量高、营养充分者,骨峰值较高。目前,我国青少年钙摄入量平均为325mg/d,远低于《中国居民膳食营养素参考摄入量》推荐的1200mg/d,因此,应该加强青少年的营养管理。

▶▶　运动习惯

运动可增加骨密度,如果每天坚持锻炼,当活动量高于平均量1SD时,其骨密度较活动量低于平均量1SD者高7%~10%。从事高强度体育项目的运动员较非高强度项目的运动员骨密度更高,但运动过度导致性腺功能低下而发生闭经时,骨量反而降低。运动与青少年的骨健康呈正相关,不同运动方式对青少年骨骼的生长和发育有不同影响,如跳跃较跑步或行走等运动更能刺激骨的合成代谢。

▶▶ 其他

女性原发性性腺功能不足和青春期发育延迟者,骨峰值较低。女性性腺功能不足及青春期延迟,可导致雌激素产生不足或错过骨峰值形成的最佳时期,雌激素不足导致无法正常发挥雌激素的促骨形成作用,因而骨形成少,骨峰值低。此外,骨峰值形成前大量吸烟、嗜酒者,骨峰值较低。

2 影响骨丢失的因素

骨丢失的多少、快慢决定了骨质疏松的进展。女性的骨丢失主要与年龄和绝经有关,也与其他疾病引起的低雌激素水平有关。此外,人体不同部位的骨骼发生骨丢失的情况也不尽相同。

▶▶ 与年龄相关的骨丢失

脊椎骨丢失一般自40~50岁开始,丢失率为每年

0.8%~1.2%。四肢骨丢失自50~60岁开始,丢失率为每年0.3%~0.6%,发生机制尚不清楚,可能与骨形成减少有关。这种骨丢失的后果是骨小梁变细,但不发生骨小梁的穿孔性变化。

▶▶　与绝经相关的骨丢失

女性一旦绝经,体内的雌激素将急剧下降,骨丢失呈对数增加,骨小梁变细、变薄甚至断裂。行双侧卵巢切除术的女性,卵巢来源的性激素全部消失,骨丢失速度加快,此时脊椎骨丢失是四肢骨的2倍,丢失率高达每年4%~5%,并持续5~10年。四肢骨的骨丢失较慢,持续时间较长。动物试验和临床观察证实,去卵巢动物或绝经后女性补充雌激素后,骨转换率降低,可以有效防止骨丢失。由此证明,雌激素不足是绝经后骨质疏松的主要发病原因。

▶▶　其他影响骨丢失的因素

甲状腺疾病、甲状旁腺疾病、垂体功能障碍、垂体肿瘤等均会影响女性的骨骼代谢,造成骨丢失增加。此外,具有以下高危因素的女性易发生绝经后骨质疏松:亚洲人及白人、有骨质疏松家族史或具有影响骨量的特殊基因、缺乏体力活动、大量吸烟及饮酒。

第 6 章

更年期提前与骨质疏松

女性更年期多发生于45~55岁,如过早出现更年期症状,则考虑为更年期提前。引起更年期提前的原因包括遗传因素、类固醇、抗雌激素药物使用、低活动量、肿瘤等。例如,卵巢发生早衰,将无法产生足够的激素,最终导致更年期提前。此外,因疾病或者恶性肿瘤而行卵巢切除,也可能导致更年期提前。

1 更年期提前为什么更容易患骨质疏松?

更年期提前会导致许多健康问题,骨质疏松就是其中之一。而且,与绝经期较晚的女性相比,更年期提前的女性更易出现骨强度减弱甚至骨折。如果绝经年龄在47岁之前,那么女性在70岁以后患骨质疏松的风险将增加50%以上。更年期提前的女性更早出现雌激素水平下降,因而会经历更长时间的骨丢失过程,发生骨质疏松的概率明显增加。2020年,《人类生殖》杂志上的一项研究报道,过早绝经的女性患多种慢性疾病(如糖尿病、高血压、心脏病、卒中、关节炎、骨质疏松、哮喘、抑郁症、焦虑或乳腺癌)的可能性增加3倍。

2 更年期提前会造成体重增加并影响骨骼健康吗?

雌激素能够调节葡萄糖和脂质代谢,雌激素水平下降会影响体内的脂肪量。如果为生理性更年期提前,雌激素水平降低会导致体内脂肪增加,从而引起体重增加,这也是接近更年期的女性超重的原因。超重会增加患肥胖、糖尿病和心血管疾病的风险,并加重骨骼和肌肉负荷。此外,体重增加还会增加疲劳感,导致女性更不愿意参加体育活动,因此会进一步加速骨质流失,对绝经后骨质疏松的发展产生叠加作用。

3 如何提高对更年期提前的认识?

更年期提前会使女性更早出现雌激素水平降低,因此会更早出现骨质疏松且情况更加严重。由于更年期的缘故,女性早期骨丢失的程度是男性的4倍。女性应了解自身的雌激素水平,询问专业医生并进行正规治疗。如果更年期开始时间早于常规时间,应警惕更年期提前。

4 如何应对更年期提前?

更年期提前不仅会影响女性整体健康水平(如身体、情感和性健康),还可能增加女性患骨质疏松、心脏病、乳腺癌等疾病的风险,因此应该积极预防。应对低雌激素水平的方法取决于病因、严重程度和其他相关因素。

▶▶ 早期发现雌激素水平降低

当女性出现潮热和月经不规律时,应积极就诊评估雌激素水平。明确诊断需要进行体格检查和询问病史,检查血液雌激素水平,并排除遗传病史,如低雌激素家族遗传史。

▶▶ 排除其他疾病

检查血液甲状腺激素、垂体激素水平,排除甲状腺疾病或垂体功能紊乱;必要时可行脑磁共振检查,以评估有无脑垂体肿瘤。

▶▶ 保持健康的生活方式

合理的运动锻炼(包括慢跑等有氧运动),可促进成骨细胞生长和改善力量。健康均衡的营养摄入,如绿叶蔬菜、坚果、沙丁鱼、乳制品等富含钙的食物,有助于维持骨骼健康。此外,还应避免吸烟、饮酒或吃垃圾食品(吸烟和饮酒会增加女性对骨质疏松的易感性)。

▶▶ 补充维生素D

充足的维生素D是必不可少的,因为它能促进钙的吸收和利用,形成强壮的骨骼。外源性维生素D可以从动物性食物(如鱼肝、蛋黄、奶油等)中获得。内源性维生素D可以通过日光或紫外线照射存贮于皮下的7–脱氢胆固醇转化生成。

▶▶ 激素替代疗法

激素替代疗法是一种可以克服更年期提前的方法,通常包括口服片剂、皮肤贴片、雌激素凝胶和植入物形式。虽然激素替代疗法是低雌激素的主要治疗方法,但并不适合所有的更年期女性。因此,采取这种方法时应谨慎,并事先进行适当的筛查,以确定其疗效。

第 7 章

哪些情况会加重
绝经后骨质疏松

绝经后骨质疏松是由绝经后雌激素缺乏引起的疾病，每一位临近更年期的女性都面临着患病的风险。但是，这并不意味着每一位女性都会患病，也有部分女性骨质疏松进展缓慢甚至延迟发病。绝经后骨质疏松的发病快慢和严重程度与多种因素密切相关，雌激素缺乏是发病的直接原因，其他因素或疾病也可加重绝经后骨质疏松的发展。

1 加速绝经后骨质疏松发病的因素

▶▶ 低雌激素水平

女性因卵巢疾病在更年期或早期手术切除两个卵

巢,会造成雌激素快速减少。雌激素水平降低的另一个原因是化疗,化疗对卵巢的毒性作用可导致早期绝经,女性闭经过早可导致早期低雌激素水平。此外,闭经过早也可发生在接受高强度体育训练的女性和身体脂肪极低的女性(如神经性厌食症患者)。绝经期女性雌激素水平降低是患骨质疏松的最大危险因素之一。

▶▶ 营养不良

钙、蛋白质、维生素D等营养物质对骨骼健康起重要作用。维生素D缺乏也可能由肠道维生素D的吸收障碍造成,如原发性胆汁性肝硬化的患者。维生素D有助于钙的吸收,当人体缺乏维生素D时,则无法吸收足够的钙来预防骨质疏松。过分限制食物摄入和体重不足是绝经后骨质疏松的危险因素。

▶▶ 甲状腺功能亢进症

甲状腺功能亢进症是一种甲状腺激素合成分泌过多所引起的疾病。甲状腺激素可以加快骨转换、促进骨的重吸收。甲状腺激素过量会导致骨量减少、骨密度下降。绝经后女性如果患有甲状腺功能亢进症,或者服用过多的甲状腺激素药物,则会加速骨质疏松的进展。

▶▶ 甲状旁腺功能亢进症

甲状旁腺功能亢进症是甲状旁腺(位于甲状腺附近的一个小腺体)分泌过多的甲状旁腺激素所引起的一种疾病。正常情况下,甲状旁腺激素可以通过游离骨骼组织中的钙来维持血清钙水平。如果未经治疗,过量的甲状旁腺激素释放会导致过多的钙从骨中被去除,从而加速骨质疏松的进展。

2 增加患骨质疏松风险的一些不良习惯

▶▶ 久坐不动

久坐的女性比爱活动的女性患骨质疏松的风险更高。任何可以促进平衡和良好姿势的活动都对中老年女性的骨骼有益,如散步、跑步、跳跃、跳舞和轻微负重等运动。运动作用于骨骼的机械力量,能够刺激骨骼中骨形成的积累。中老年女性适当地进行体育锻炼能够预防骨丢失。

▶▶ 过量饮酒

经常饮用两种以上的酒精饮料或过量饮酒会增加

患骨质疏松的风险。

▶▶ 吸烟

烟草在骨质疏松中的确切作用尚不清楚,但已经证实吸烟会导致骨强度减弱。

3 其他加重绝经后骨质疏松的因素

某些慢性疾病或恶性肿瘤患者患骨质疏松的风险较高,如类风湿关节炎、慢性肝炎、炎性肠病、慢性肾病、癌症、多发性骨髓瘤等。

胃肠手术:胃部分切除或切除部分肠道缩小了可吸收营养物质的表面积,造成营养吸收障碍,包括钙吸收减少。

某些药物会引起骨质疏松,如肝素(血液稀释剂)、苯巴比妥,以及长期使用皮质类固醇(如泼尼松)。

4 如果做了子宫切除术,会加重骨质疏松吗?

如果女性切除了子宫,同时卵巢也被移除,则会立即出现更年期症状,并加速骨质流失,甚至很快发展为绝经后骨质疏松。如果子宫切除术仅切除子宫但保留双侧卵巢,则术后不会发生更年期提前的表现,也不会出现骨质快速流失的现象。因为手术相关的雌激素减少主要与是否保留卵巢相关。

第 8 章

运动与绝经后
骨质疏松的关系

运动是一种已知的预防骨质疏松的有效方法,可以帮助绝经后中老年女性维持骨量和减缓骨丢失。良好的运动方式可以刺激骨骼的积极反应,增强骨密度。但是,并非所有形式或程度的运动训练都能引起骨骼的积极反应。运动如何实现骨密度的增加? 从事哪些运动会对预防骨质疏松有帮助? 下面将详细介绍。

1 运动改善绝经后女性骨强度的机制

人体运动时肌肉快速、有力地收缩,力量传导到肌腱与骨骼附着的部位,产生促进骨骼组织成骨反应的刺激。通过进行拉伸、压缩和扭转等动作,刺激骨骼代谢和肌腱-骨骼附着部位的矿物附着,增加骨密度并抑制骨吸收。研究表明,绝经后女性持续进行1年以上的中到高强度的阻力训练,可以维持和改善髋部和股骨的骨密度。刺激骨形成的运动通常具有以下特征:充满活力、高强度和刺激时间短。这类运动能够引起Ⅱ型肌肉纤维的剧烈收缩,起到刺激骨形成的作用。

2 常见运动方式与绝经后骨质疏松的关系

▶▶ 有氧运动

单纯的散步和其他形式的低有氧活动(如骑自行车和游泳),实际上对预防绝经后女性的骨丢失并没有什么帮助。因为这些活动通常只能给骨骼带来低水平负荷,而这些负荷不足以超过骨骼适应所需的阈值。

快速行走或其他形式的运动(慢跑、爬楼梯、踏步),一定程度上可以防止骨丢失。然而,一些研究表明,经常步行可能会增加虚弱的老年人跌倒和骨折的风险。因此,尽管步行对新陈代谢和心肺功能有好处,但目前的证据并不支持将步行作为骨质疏松、跌倒或骨折的单一预防措施。

▶▶ 渐进的阻力训练

渐进的阻力训练是一种有效的预防策略,可以增加或维持绝经后女性的骨密度。这种运动方式通过肌肉的直接牵拉作用或反作用力作用于骨骼,从而增加骨骼不同范围的负荷。如果这些负荷超过了骨骼适应所需的阈值,则会引起骨骼的积极反应。现已证明阻力训练可以维持或改善老年女性的骨密度。

阻力训练通常针对主要肌群(如大腿、躯干和肩部的肌肉)进行中到高强度的训练,每周至少2天。随着时间的推移,逐渐增加阻力训练的强度。阻力训练对腰椎的益处优于髋部,因为阻力训练在腰椎施加的力量负荷比股骨近端负荷大,因而在腰椎可以引起更积极的骨骼反应。

▶▶ 快速动力训练

一项为期2年的研究发现,绝经后女性通过12个月的快速动力训练(如起立坐下、模拟深蹲、提踵、髋外展、向后伸腿、扶墙俯卧撑、屈臂弯举等),能够有效维持髋部和腰椎的骨密度,这些益处在2年后仍然持续存在。每周至少训练2次,每次完成2~3组,随着能力的提高可逐渐增加各个动作的速度和完成次数。老年骨质疏松女性的骨丢失也与Ⅱ型肌纤维萎缩相关,通过快速动力训练促进Ⅱ型肌纤维的恢复,增加肌肉力量的同时产生积极的骨骼反应。

▶▶ 负重冲击运动

尽管短时间负重冲击运动(如跳跃运动,每组10~20次,每天3~5组,每周4~7天)有助于改善绝经前女性的心肺功能,但观察发现其并没有显著提高股骨近端或腰椎的骨密度和成骨反应。绝经后女性的成骨反应减弱与雌激素水平降低有关。为了降低受伤的风险,建议久坐或有功能障碍的患者运动前进行下肢肌肉强化和核心稳定性训练。对于严重骨质疏松患者,负重冲击运动是禁忌证。

▶▶ 多模态运动训练

多模态运动训练包括两种或两种以上模式,如负重活动、渐进的阻力训练和平衡/运动训练,目前已证明这种训练方式对于促进骨骼成骨反应和降低老年人跌倒风险有积极影响。例如,每周进行2次平衡/移动训练;每周进行4次、每次30分钟的高强度阻力和冲击训练。推荐骨质疏松患者进行多模态运动训练,包括阻力和平衡训练,重点在于平衡和脊柱伸肌训练。

3 更年期如何开展运动健身？

　　如果从青年时期就养成定期运动锻炼的好习惯，则更年期前可适当调整锻炼强度，减少高强度和大负荷练习。如果之前没有运动的习惯，更年期女性可以在专业医疗保健人员的指导下开始针对性的运动。开始运动时，应采取循序渐进的方式，让身体有一个逐渐适应的过程，逐步适应和强化。进行持续和针对性的运动，可显著降低患骨质疏松和骨质疏松并发骨折的风险，或者延缓骨质疏松的发生。

第 **9** 章
减肥与绝经后
骨质疏松的关系

体重增加不仅影响身材,还会引起高血压、糖尿病等多种疾病。研究发现,中年女性如果减肥不当,更易导致骨质疏松的发生。

1 减肥为什么会加重中老年女性骨质流失?

▶▶ 减肥增加钙–甲状旁腺激素轴的活性

过去10年里,大量的研究表明,体重下降5%~10%与肥胖绝经后女性的骨量减少和骨吸收增加有关。此外,对老年女性进行的一项大型研究表明,50岁后体重下降10%或以上,髋部骨折的风险几乎增加3倍。肥胖女性更易因体重减轻而导致骨丢失,这可能是由于体重减轻、脂肪减少引起卵巢外雌激素合成减少,以及在减肥期间控制饮食减少了钙的摄入量。此外,绝经后女性在减肥期间吸收的总钙量减少,甚至会产生负钙平衡,所有这些都会增加钙-甲状旁腺激素轴的活性,造成骨丢失增加。体重稳定的女性或肥胖女性减肥期间补充钙,可以抑制甲状旁腺激素水平升高。研究表明,每天规律服用1.0g钙,即使少量的体重减轻也会持续降低绝经后女性的股骨转子和脊柱的骨量。每天钙摄入量从1.0g增加到1.7g时,因钙-甲状旁腺激素轴的活性受到抑制,骨丢失会有所减少。

▶▶ 减肥增加皮质醇激素水平并发挥骨骼动员的作用

减肥期间由于脂肪组织减少,可造成循环雌激素水平降低。在限制热量摄入的过程中,另一种变化的激素是皮质醇。已证明通过限制热量摄入减肥,可能会因应激反应而引起皮质醇水平升高。皮质醇水平升高会对骨骼和其他器官组织产生不利影响。研究发现,循环雌激素减少和皮质醇升高能够引起骨骼的动员,加速骨质流失。减肥期间如果缺乏足够的饮食钙,会加速骨量减少。此外,钙摄入不足会增加血清甲状旁腺激素水平,在多种激素的共同作用下加速骨质流失。数据表明,短期轻度减肥后,可以通过摄入较高的钙来减轻皮质醇和雌激素水平变化对骨骼的潜在不利影响。

2 中老年女性该怎么做？

▶▶ 科学减肥

研究发现,男性减肥时更多的是脂肪而非肌肉量减少,而中年女性则是脂肪和肌肉量均减少。肌肉量对骨骼具有重要作用,其减少也会导致骨质疏松。因此,中年女性不可过度和盲目减肥,建议尽量不要节食,而应以适当的运动锻炼为主。主要原因包括:

> 减肥期间,体重短期快速下降会影响骨密度,导致骨质疏松。

> 人体中的脂肪组织可以通过生物化学作用转化为雌激素等,从而增加钙的吸收、促进骨形成并防止骨质疏松。

▶▶ 科学补钙

减肥期间积极补钙可以抑制钙–甲状旁腺激素轴的活性。绝经后女性每天摄入量的钙<1.0g,骨吸收的增加超过骨形成,从而导致骨丢失加速。相反,如果每天摄入的钙达1~1.7g,能够抑制骨转换并改善骨丢失。因此,

充分补钙对于绝经女性来说是非常有益的。老年女性应通过饮食和药物相结合的方法补钙,定期检测血钙水平,并根据检测情况动态调整补钙量,同时养成长期补钙的习惯。

▶▶ 多晒太阳

人体将食物中的钙通过肠道吸收并通过骨质钙化用于骨形成,还需要维生素D。而饮食只能补充外源性维生素D,内源性维生素D需要经过紫外线的作用才能成为活性维生素D。防晒减少了紫外线的照射,影响维生素D的形成,进而影响了钙的吸收和骨质钙化。因此,中老年女性应多晒太阳。

第 10 章

如何知道自己
已经得了骨质疏松

　　骨质疏松早期症状并不明显,可能表现为腰背痛或关节痛,更年期女性往往将其当作更年期的常见症状,而忽略了绝经后骨质疏松的可能。实际上,当患者出现严重的骨质疏松甚至发生脆性骨折时,已经错过了最佳的预防和治疗时机,此后的治疗只能是"亡羊补牢"。对于更年期及绝经后期的女性来说,骨质疏松的早期诊断非常重要。如果从站立的高度轻微跌倒后就发生了骨折,提示已存在骨质疏松的迹象,应引起足够的重视,同时还要了解哪些因素会使自己处于危险之中,确保骨质疏松尽快得到诊断和治疗。

1 骨密度检查

双能 X 线吸收法（DXA）是世界卫生组织推荐的骨质疏松评估方法，它使用非常少量的辐射来确定骨骼的强度，测试无痛且快速，被公认为骨质疏松诊断的金标准。根据 WHO 推荐的诊断标准，DXA 测定的骨密度值低于同性别、同种族健康成人的骨峰值不足 1 个标准差为正常（T 值≥-1.0SD）；降低 1~2.5 个标准差为骨量低下或骨量减少（-2.5SD<T 值<-1.0SD）；降低≥2.5 个标准差为骨质疏松（T 值≤-2.5SD）；降低程度符合骨质疏松诊断标准，同时伴有一处或多处骨折为严重骨质疏松。目前，获得广泛认可的 DXA 测量骨密度的部位是中轴骨（临床常用 L1/L4 及髋部）；而四肢骨（如足跟及腕部）的骨密度检测结果只能作为筛查指标。

更年期开始之前及更年期期间检查骨密度至关重要。中老年女性人群应常规开展骨密度检查，以便早期发现低骨量或骨质疏松。如果骨密度正常，可按照本章提及的方法来帮助维持骨密度。如果出现低骨量，应定期进行监测，并进行积极治疗。

2 其他实验室检查

诊断原发性骨质疏松性骨折时，应排除转移性骨肿瘤、胸腰椎结核、多发性骨髓瘤、甲状旁腺功能亢进症等内分泌疾病、类风湿关节炎等免疫性疾病、长期服用糖皮质激素或其他影响骨代谢药物，以及各种先天性或获得性骨代谢异常疾病。因此，需要进行多项血化验检查。

基本检查项目

血尿常规、肝肾功能及血钙、磷、碱性磷酸酶等。

选择性检查项目

红细胞沉降率、性腺激素、血清25-羟基维生素D、甲状旁腺激素、24小时尿钙和磷、甲状腺功能、皮质醇、血气分析、血尿轻链、肿瘤标志物、放射性核素骨扫描、骨髓穿刺或骨活检等。

3 提示患骨质疏松的危险迹象

▶▶ 低骨密度

低骨密度(有时也称为"骨质减少")是指骨密度低于平均水平,但还不足以诊断为骨质疏松的情况。低骨密度未来可能不会发展为骨质疏松,但是骨密度降低表明患骨质疏松的风险增加。事实上,对一些人来说,低骨密度可能没有任何症状和表现,但是如果忽视这一情况,不进行积极的控制,未来发生骨折的风险要高于正常人。很多女性往往忽视了骨质疏松的早期表现,因而失去预防骨质疏松的最佳时期。以下情况建议行骨密度测试:患者为50岁或以上的绝经后女性;处于更年期时期;50岁以上并伴有引起骨丢失的疾病或药物使用史。

▶▶ 骨折

骨折通常是骨质疏松的早期表现,特别是女性患者在50岁后易发生骨折。由于患者的骨骼力量减弱,摔倒或经历其他创伤时更易发生严重的骨折。如果出现上述情况,则应进行骨密度测试,明确是否已经患有骨质疏松。

▶▶ 姿势不良或脊柱后凸畸形

脊椎骨骨质疏松会造成椎体骨强度下降，脊椎骨的压缩性骨折在骨质疏松患者中很常见，虚弱的脊椎骨会在轻微用力（如打开窗户或搬起东西等）时发生骨折。此时椎体高度降低并发生楔形变，导致后背部的姿态改变甚至驼背。部分患者发生轻微椎体骨折时疼痛症状不明显，仅在背部检查时才发现脊椎骨折。老年人出现姿势不良或者脊柱后凸畸形，提示已经发生了骨质疏松。

▶▶ 骨质疏松遗传病史

如果近亲患有骨质疏松，那么你患有骨质疏松的风险会增加。遗传因素在不同人群间或不同个体间存在差异。此外，遗传学研究最多的是母亲与女儿，母亲有绝经后骨质疏松，则其女儿患骨质疏松的风险增加。骨密度低于正常人的患者，脆性骨折的风险增加。

骨质疏松早期通常没有任何症状，但随着疾病的进展会逐渐出现骨密度降低、频繁骨折和姿势问题，这些都是骨质疏松的常见表现。中老年女性如果出现上述症状，应进行全面的检查。

第 11 章

其他导致骨质疏松的疾病

中老年女性患骨质疏松的主要危险因素包括更年期提前、营养不良、缺乏运动、甲状腺疾病、甲状旁腺疾病及吸烟、大量饮酒等。但其他一些疾病也可能导致骨质流失，增加患骨质疏松的风险。

1 引起骨质疏松的疾病

▶▶ 糖尿病

1 型糖尿病患者的骨密度往往较低，目前科学家仍然不能完全解释其原因。现有研究表明，1 型糖尿病患者可能骨周转率低，且骨形成低于正常人。1 型糖尿病通常发生在童年时期，骨骼还在形成时期，而高血糖会阻止骨的形成，因此 1 型糖尿病患者可能无法达到骨密度的峰值。1型和2型糖尿病患者即使骨量未显著降低，但将来发生骨折的风险也高于其他人。

▶▶ 系统性红斑狼疮和风湿性关节炎

这两种疾病都是自身免疫性疾病，自体的免疫系统攻击健康组织和细胞，引起炎症。研究表明，慢性炎症性疾病会增加骨周转率，从而增加患骨质疏松的风险。红斑狼疮和风湿性关节炎患者可服用皮质类固醇来缓解症状，但长期使用泼尼松等激素可降低成骨细胞的活性，增加骨吸收，引起骨质疏松。

▶▶ 乳糜泻

许多消化系统疾病（如克罗恩病）可能是骨质疏松的原因。乳糜泻是一种对小麦制品中的谷蛋白过敏的疾病，如果治疗不及时，会损害消化系统的内壁，并干扰营养物质尤其是对骨骼健康非常重要的钙和维生素D的吸收。因此，乳糜泻患者即使摄入推荐的钙和维生素D，仍然无法获得足够的营养，最终造成骨密度减低。

▶▶ 哮喘

哮喘本身并不会增加患者患骨质疏松的风险，哮喘发作期间服用泼尼松等类固醇药物可以有效缓解呼吸急促和气喘,但长期使用类固醇药物会导致骨质流失。此外,年轻的哮喘患者无法参与一些体育活动,意味着他们可能无法通过适当的负重锻炼来帮助增强骨强度,因此也增加了患骨质疏松的风险。

▶▶ 多发性硬化症

和哮喘患者一样,多发性硬化症患者通常使用类固醇药物来控制症状,而类固醇与骨质流失有关。由于多发性硬化症会影响患者的平衡和运动,因此患者很难通过锻炼来保持骨骼健康。

2 预防方法

治疗多发性硬化症、哮喘或系统性红斑狼疮等疾病时,为避免在原有疾病的基础上增加新的致残因素,应在还未出现骨质疏松前,根据发病的年龄和具体情况,采取以下几种方法进行预防。

▶▶ 尽早进行骨密度测试

通常不建议绝经前女性进行骨密度测试,但如果患有以上疾病,则需要进行密切监测,并积极治疗骨质流失。特别是从儿童或青年时期就开始使用类固醇药物的女性,应尽早了解骨密度情况,及时干预对抗药物带来的骨质疏松风险。

▶▶ 测量维生素D水平

维生素D促进钙的吸收及骨钙化,在骨形成中发挥重要作用。对于容易发生骨质疏松的人群,应监测血液中的维生素D水平。由于不同患者的维生素D水平差异较大,且很难明确需要补充多少才能达到足够的水平,因此可考虑测量血液中的维生素D水平作为参考,并进行个体化治疗,定期动态监测。

▶▶ 补充维生素D和钙

对于骨质流失加速的患者,建议通过食物和补充剂补充至少1000~1500mg的钙和400~600IU的维生素D。如果乳糜泻患者无法经肠道补充,可尝试经静脉途径补充钙和维生素D。

第 2 部分

绝经后骨质
疏松的危害

第12章

疼痛

疼痛是一种复杂的生理心理活动,包括伤害性刺激作用于机体所引起的疼痛感觉,以及机体对伤害性刺激的疼痛反应。痛觉可以视为机体受到伤害的一种警告。骨质疏松导致的微骨折、骨衰竭或脆性骨折可引起疼痛感。很多绝经后骨质疏松女性早期会出现疼痛症状,包括背部疼痛、关节疼痛等,但往往自认为是劳损或其他关节疾病所致,而忽略了骨质疏松的可能。骨质疏松隐匿发生,但带来的危害却是惊人的,因为部分女性患者骨质疏松进展迅速,如果没有得到及时纠正,轻微受伤就很容易导致脆性骨折。

1 疼痛的原因

▶▶ 骨质破坏

骨吸收增加是引起骨质疏松疼痛的始动因素。在老年骨质疏松病程中,骨吸收不断增加,骨转换失衡,使骨的形态和结构受到破坏。骨小梁表现为变薄、变细、穿孔甚至断裂,骨皮质表现为骨膜下皮质骨破坏、皮质变薄、髓腔扩大。这些病理改变不仅影响了骨骼的内环境,也累及骨骼周围的组织。人体骨骼变得脆弱,各个部位的骨骼在机械应力作用下造成微骨折并引起疼痛感。

▶▶ 肌肉疼痛

肌肉是支持和保护骨骼的组织,如果骨骼发生畸形,可导致肌肉、韧带受力异常,肌肉负担增加。长期负荷下,肌肉的代偿性肥大和肌肉组织缺血可引起无菌性炎症,从而导致疼痛。骨质疏松患者活动时,腰部肌肉长期处于紧张状态,造成肌肉易疲劳、痉挛,也会引起疼痛感。

▶▶ 骨衰竭和骨折

严重的低骨量衰竭和长期卧床制动,可造成腰背部疼痛、关节周围疼痛。骨质疏松并发的脆性骨折引发的疼痛除了骨痛以外,还包括周围组织和肌肉损伤造成的疼痛。骨折时,骨折面会直接刺伤周围组织和肌肉,引发相应的损伤,因此疼痛的性质比较复杂。

2 疼痛特点

▶▶ 疼痛发作时间

骨质疏松引起的疼痛主要表现为夜间疼痛和劳累后疼痛。很多骨质疏松患者主诉半夜因腰部疼痛或者膝关节周围酸痛而无法入睡。骨质疏松患者从事轻微体力劳动后也会出现疼痛感。如果疼痛是由微骨折或脆性骨折引起的,则会即刻出现疼痛,且疼痛较为严重。

▶▶ 疼痛程度

根据疼痛的程度,可分为轻度、中度、重度和严重疼痛。轻度疼痛为间歇痛,可不使用药物;中度疼痛为持续性疼痛,会影响患者休息,需要使用止痛药;重度疼痛为持续性剧烈疼痛,常伴有血压、脉搏等变化,往往需要服用多种止痛药物才能缓解。对于因椎骨塌陷或骨坏死引起的严重疼痛,通常难以治疗。此外,人们可能需要更长的时间才能恢复正常的生活。

▶▶ 慢性疼痛

骨质疏松引起的疼痛通常是一种慢性疼痛。随着年龄的增长,人们对疼痛的感知和反应会发生变化。老年人的疼痛阈值和频率随年龄而增加。慢性骨质疏松疼痛具有感觉特征(如姿势改变、骨折和肌肉萎缩),以及伤害性和神经病理性疼痛的性质。具体说来,慢性疼痛是一种具有感觉、情感和认知方面的多维体验,所有这些体验都相互作用。此外,慢性疼痛可以通过记忆、期望和情绪来改变。不同的人对慢性疼痛的体验不同,并且不同时间感受到的疼痛也会不同。

3 骨质疏松疼痛管理

根据绝经后女性的具体特征,评估慢性骨质疏松疼痛患者的合并症、精神状况、功能状况及日常活动。骨质疏松疼痛的管理包括物理治疗、药物治疗、外科治疗、康复治疗和心理疏导。

▶▶ 物理治疗

低频脉冲电磁场能快速、有效地缓解原发性骨质疏松疼痛。此外，中医理疗也是缓解骨质疏松骨痛的有效方法，它是通过人工或自然界物理因素作用于人体，从而产生有利的反应，达到预防和治疗疾病的作用。中医理疗还在不断发展中，利用现代化的理疗设施配合治疗，可以调整血液循环，加快新陈代谢，促进细胞组织修复。

▶▶ 药物治疗

对轻度疼痛患者建议使用非甾体消炎药或对乙酰氨基酚；对中度疼痛患者建议使用非甾体消炎药、对乙酰氨基酚或弱阿片类药物，或联合用药；对严重疼痛患者应使用阿片类药物联合非甾体消炎药或对乙酰氨基酚治疗。

▶▶ 外科治疗和康复治疗

骨质疏松并发的脆性骨折需要进行相关的外科手术治疗，稳定和复位骨折后可缓解患者的疼痛。康复治疗是以运动为基础的治疗，尤其是并发脆性骨折的骨质疏松患者，需要进行长期的康复治疗。

▶▶ 心理疏导

　　心理疏导可帮助患者加深对疼痛的理解,消除恐惧心理,并进行自我控制和治疗。良好的心理疏导能够帮助慢性疼痛患者提高对长期疼痛的承受能力。

第13章

脊柱后凸畸形

脊柱后凸畸形是一种进行性脊柱疾病,特征是胸背部过度向后凸出,呈高耸的驼峰状,因此又称为驼背。脊柱畸形是脊柱排列紊乱所致,严重的后凸畸形可引起疼痛、胸廓畸形,甚至影响心肺功能。后凸畸形还会造成身体高度降低和身体功能减退。实际上,脊柱后凸畸形是骨质疏松进展的结果。骨质疏松逐渐发展导致骨质持续流失,人体的椎体骨质流失造成椎体骨衰竭,或者轻微外力下椎体骨折、塌陷,从而导致椎体逐渐由长方形变成楔形,称为椎体的楔形变。楔形变多发生在老年人群,在老年女性中最常见。

脊柱本身存在自然的曲线连接头部与骨盆,并作为减震器在运动过程中分配机械应力。胸椎后凸是指从胸椎正常后凸曲线上出现夸大的后凸角,椎体发生楔形变的颈椎和腰椎正常的前凸曲线减少,均会引起脊柱后凸和身体前倾姿势。

 引起脊柱后凸畸形的原因

椎体骨折

椎体压缩性骨折可导致椎体成楔形变,特别是多节段的脊柱椎体楔形变,可造成脊柱后凸曲线加大,导致后凸畸形。

骨质疏松

骨质疏松导致脊柱骨强度减弱,出现骨衰竭。骨衰竭隐匿发生,往往没有明显的症状,可逐渐出现椎体的楔形变,最终导致脊柱后凸畸形。

椎间盘退化

正常的椎间盘像一个柔软的圆盘在脊椎骨之间起缓冲作用。随着年龄的增长,这些椎间盘逐渐脱水退变,高度降低,这往往会进一步恶化脊柱后凸畸形。

脊柱退行性病变

相邻椎间隙退行性病变致相邻椎体的前缘骨质融合,此处椎体和椎间盘前缘承受较大的应力,特别是从事重体力劳动的人,长期的压力可引起骨吸收,椎体逐渐变成楔形,最后出现脊柱后凸畸形。

强直性脊柱炎

病变间隙骨质增生,关节软骨和软骨下皮质骨破损,并伴有纤维性和骨性融合,间隙周围组织变性和钙化,脊柱前纵韧带首先受到影响,在椎体之间形成骨桥,逐渐出现脊柱后凸畸形。

2 脊柱后凸畸形并发症

背痛

椎体骨折、椎体骨衰竭、骨塌陷都会造成背痛。驼背引起的背部肌肉紧张也会造成背部疼痛。

呼吸问题

严重的脊柱后凸畸形可造成胸腔畸形,并对肺部呼吸活动造成压力。

身体功能减退

背部肌肉减弱可造成日常活动(如走路)困难。脊柱弯曲也会使向上注视困难,腰部活动时会引起疼痛。

消化问题

严重后凸可压迫消化道,引起反酸和吞咽困难等。

形象问题

出现后凸的老年人,可能会因为背部畸形或佩戴支具而产生不良的身体形象,进而造成心理压力。

3 相关检查

▶▶ 体格检查

观察姿势

从后方观察背部有无畸形,从侧面观察头部到骨盆上方的脊柱全长,评估脊柱的矢状面平衡情况。

前屈试验

要求患者腰部向前弯曲,通过脊柱前屈加大胸腰段后凸畸形的程度,显示后凸畸形的节段。

运动范围测量

测量患者脊柱能够进行屈、伸、侧弯和旋转的程度。观察脊柱两侧对称性。在运动范围内触诊畸形,以评估脊柱弯曲的灵活性或刚性。

神经评估

评估疼痛、麻木、感觉异常（如刺痛感）、肢体感觉和运动功能、肌肉痉挛、萎缩和肠道膀胱功能变化。

X线检查

可进行站立或卧位X线检查。如果怀疑脊髓已经受损，也可行MRI检查。

4 预防方法

女性绝经后骨丢失要明显早于同龄男性，相比男性更容易出现脊柱后凸畸形。如果出现脊柱后凸畸形，应预防轻微外伤，以免造成椎体压缩性骨折。如果背部出现剧烈疼痛，应及时进行治疗，防止进一步损伤。

第 14 章

骨质疏松并发骨折

骨质疏松并发脆性骨折是骨质疏松最为严重的并发症，多发生于脊柱、髋部、腕部及肩部。女性发生脆性骨折后，可导致疼痛或活动障碍，严重者可能需要长期卧床。

1 髋部骨折

▶▶ 原因

髋部摔伤是主要原因，有些老年骨质疏松患者仅髋部扭伤就会导致髋部骨折。常见的髋部骨折包括股骨颈骨折、股骨粗隆间骨折、股骨干骨折。髋部骨折相较于其他部位的骨折更易危及女性的生命健康。研究表明，50以上的女性因髋部骨折死亡的风险与乳腺癌相当,甚至高于子宫内膜癌。

▶▶ 临床表现及预后

无移位或者嵌插型的髋部骨折,疼痛症状比较轻微,患髋还可以活动甚至负重下地。有移位的髋部骨折,疼痛剧烈,不能下地负重行走,患髋活动受限,并出现肢体短缩、外旋、畸形等,尤其是股骨粗隆间骨折,外旋畸形可以达到90°。严重的髋部骨折可造成卧床不起和活动受限。长期卧床导致的并发症包括肺感染、泌尿系感染、心脑血管疾病、压疮、深静脉血栓、肺栓塞等。髋部骨折是致残率、致死率最高的一种骨折。研究表明,髋部骨折后1年内,因各种并发症死亡的患者高达20%,而存活者中大约50%会致残。

2 脊柱压缩性骨折

▶▶ 原因

骨质疏松是引发压缩性骨折的根本原因。脊柱压缩性骨折是骨质疏松的严重后果,由于脊柱骨量减低、骨强度下降及骨脆性增加,日常活动中轻微损伤即可造成脊柱脆性骨折。此类骨折多属于完全骨折,多见于绝经后女性。骨折后,骨愈合过程减缓,外科治疗的难度大,而且再次发生骨折的风险增加。该病有较高的致残率和致死率。

▶▶ 临床表现及预后

腰背痛是最主要的临床表现,常表现为沿骨折部位神经走行的放射痛。胸椎骨折后,背部疼痛沿肋间神经放射;腰椎骨折后,疼痛可向腹前区放射,或沿股神经或坐骨神经放射。脊柱骨折后,骨折愈合困难,常导致骨折椎体进行性压缩变扁,并进展为脊柱后凸畸形。部分患者由于骨折部位长期疼痛、背部肌肉长时间痉挛、翻身或腰背部屈伸疼痛加重,可发展为慢性腰背痛。严重的脊柱压缩性骨折可造成胸廓畸形及活动受限,影响心肺功能。

3 腕部和肩部骨折

▶▶ 原因

骨质疏松患者跌倒时,如腕部着地,则易出现腕部或肩部骨折。骨质疏松导致的腕关节及肩关节骨折常为粉碎性骨折,骨折端容易发生嵌压而短缩。老年人腕部和肩部骨折可因愈合困难而并发关节功能受限,影响正常生活。

▶▶ 临床表现及预后

腕关节骨折可引起剧烈疼痛、关节高度肿胀及腕关节活动受限,常伴有腕关节畸形和大量的皮下瘀斑,按压会出现骨擦音或骨擦感。肩关节骨折可导致肩部剧烈疼痛、肿胀、肩关节畸形、肌肉痉挛,特别是肩关节的外展活动会受到明显的限制,按压会出现骨擦音或骨擦感。腕关节及肩关节都是上肢活动的重要部位,这两个部位的骨折将严重影响上肢功能。

第 **15** 章

骨质疏松与老年人身体功能下降的关系

随着年龄的增加，人体功能逐渐下降，主要表现为平衡控制不佳、易摔倒、功能丧失、活动力下降。造成老年人身体功能下降的原因是多方面的，除心脑血管疾病及其他器质性疾病外，骨质疏松及相关并发症也是造成老年人身体功能下降的重要原因。

1 骨质疏松引起老年人身体功能下降的原因

▶▶ 平衡控制能力下降

老年人跌倒的主要风险因素包括跌倒史、步态异常、活动力下降、视力不佳、前庭疾病和肌肉力量下降。随着年龄的增长，跌倒的风险随之增加。控制直立姿势是一种复杂的功能，一般通过多感官整合、中央运动控制和特定上下回路的反应来实现。此外，老年人关节间的协调性下降。感官间的一致性与身体功能下降，也可造成直立平衡控制能力下降。研究表明，绝经后骨质疏松女性的灵活性和行动能力降低，相比老年男性更容易发生跌倒。

▶▶ 肌肉性能下降

肌肉减少症是衰老的一个主要特征，常表现为肌肉质量和力量下降。肌肉减少症会加重老年人跌倒及骨折的风险。骨折也可能与肢体肌肉力量降低有关。此外，肌肉力量决定了骨重建的质量，如骨密度、强度和微观结构。

肌肉性能会因肌肉质量和力量的丧失而发生改变。脊柱伸肌无力与脊柱后凸有关，可造成脊柱弯曲活动范围受限、步态速度降低、爬楼梯难度加大和平衡差。髋关节外展肌、膝关节伸肌、膝关节屈肌和踝关节背屈肌的肌肉力量降低，通常与老年人容易跌倒显著相关。

▶▶ 脊柱后凸和姿势改变

骨质疏松患者通常会出现脊柱畸形（如胸廓后凸）和脊柱肌肉力量降低，从而导致老年人活动受限（如行走、上下楼梯），活动范围缩小。骨质疏松可导致进行性微骨折，并最终造成椎体高度丧失，脊柱逐渐弯曲引起后凸畸形。脊柱弯曲使身体的质量中心前移，造成身体相对不稳定，客观上会增加跌倒的风险。脊柱后凸造成背部伸肌萎缩，肌肉对脊柱的保护作用进一步减弱，反过来又会加重脊柱后凸的进展。脊柱后凸是导致脊柱矢状面畸形的主要原因，且与老年人行动能力减退有关。

躯干的灵活性和机动性降低会影响骨质疏松患者的行走能力，并导致跌倒风险增加。灵活性和平衡除了能保证脊柱的正常矢状排列和足够的肌肉力量外，还能抵消重力和其他外力的影响。脊柱畸形和脊柱活动受限严重影响老年人的生活质量。

2 改善措施

▶▶ 科学锻炼

骨质疏松管理临床指南强调了锻炼的必要性。运动能够提高生活质量,特别是改善平衡能力和减轻疼痛等。研究表明,如果每天进行10分钟的有氧运动和40分钟的步行、踏步和拉伸平衡训练,循环练习3个月,可以改善骨质疏松女性的活动能力、平衡能力和生活质量。

科学锻炼的目标是防止跌倒、减少脊柱后凸、增强轴向肌力,并保持正常的脊柱曲度。脊柱伸肌锻炼可以减缓脊柱后凸的发展,帮助预防新的椎体骨折,维持椎体高度并减轻胸背部和肋部的疼痛。

▶▶ 增加核心力量

通过运动训练加强以躯干为核心的肌肉稳定性是众所周知的健身方式。核心可以描述为一个"肌肉盒",腹部在前面,脊柱旁肌和臀肌在后面,膈肌为屋顶,盆底和髋部肌肉为底部。这个盒子共包括29对肌肉,有助于稳定脊柱、骨盆和肌肉链的运动。流行的健身项目,如普拉提、瑜伽和太极,均遵循核心强化原则。文献中的一些证据也支持这种观点,即提高核心力量的运动可以用来帮助预防膝关节损伤。增强核心力量将有利于保持直立姿势和提高平衡能力,从而减少跌倒,提高生活质量。

建议中老年女性参加的健身项目包括普拉提、瑜伽和太极。太极有助于提高老年人的平衡能力。但是,骨质疏松患者需要根据自身的情况选择合适、安全的运动。例如,练习瑜伽或普拉提时,脊柱屈曲可对椎体施加扭矩压力,从而增加骨折的风险,因此应避免这些造成骨折风险的动作。

第 16 章

骨质疏松与长期卧床

老年骨质疏松患者长期顽固性腰背痛、脊柱畸形和骨折是造成长期卧床的主要原因。长期卧床会引起多种并发疾病。例如,可出现骨质疏松合并肌肉减少症,表现为与年龄相关的肌肉丢失和肌肉质量减低。肌肉减少症会损伤身体机能,进一步增加肌肉骨骼损伤和其他并发疾病的风险,最终导致老年人部分或完全丧失独立性。

1 长期卧床对胃肠道系统的影响

▶▶ 食欲缺乏、胃食管反流

长期卧床可引起味觉、嗅觉改变和食欲缺乏。长期卧床的患者在卧位吞咽更加困难,食物通过胃需要更长的时间,而且胃分泌物可能聚集在食管下括约肌周围,长期压迫和刺激引起胃食管反流症状(如反酸和胃灼热感),因此患胃溃疡的风险增加。食欲下降和肠道功能障碍可导致食物摄入减少,造成维生素和矿物质缺乏,并影响骨骼恢复。

▶▶　便秘

　　长期卧床的患者肠道蠕动率减低,食物通过肠道的时间增加,结肠和直肠的运动减缓易引发便秘。直立位时,肠道蠕动正常,在重力作用下,积聚在直肠的粪便对肛门括约肌施加压力,引发排便冲动。仰卧位时,排便的冲动减少,患便秘的可能性是活动者的16倍。此外,阿片类药物会显著减缓肠道运动,增加便秘的风险。如果长期便秘,粪便积聚可对结肠壁施加显著的压力,增加患憩室炎的风险。因此,长期卧床的患者应保证足够的水分和植物纤维摄入,以降低便秘的风险。

2　长期卧床对内分泌系统的影响

▶▶　皮质醇分泌增加

　　骨质疏松性骨折引起的损伤会导致机体应激反应,皮质醇的释放增多,使得骨骼肌分解和释放氨基酸到血液中。长期卧床造成骨骼肌对皮质醇的分解作用敏感,从而加速肌肉萎缩,这称为肌肉减少症。

▶▶ 新陈代谢的变化

长期卧床导致身体代谢能力逐渐下降,基础代谢率在卧床 10 小时后开始下降,10~24 小时后下降约 6.9%。新陈代谢的减少通常不会导致体重增加,因为基础代谢减少的肌肉质量和较低的卡路里摄入量抵消了基础代谢减少造成的任何体重增加,大多数长期卧床的患者可保持稳定的体重。此外,虽然肌肉质量下降,但脂肪组织中储存的脂肪增加。

▶▶ 葡萄糖耐量受损和胰岛素抵抗

骨骼肌中胰岛素受体的数量与身体活动成正相关。定期运动的患者,胰岛素受体的表达较高。相反,不运动和食物摄入减少的患者骨骼肌中胰岛素受体的表达减少。在长期卧床的患者中,骨骼肌对胰岛素影响的敏感性降低,因此,摄入富含碳水化合物的食物会导致肌肉对葡萄糖的摄取降低,血糖浓度升高。

长期卧床与胰岛素抵抗、糖耐量受损及部分患者发生的 2 型糖尿病有关。身体调节血糖的能力受到长期卧床的不利影响,葡萄糖耐量受损与卧床时间直接相关。随着卧床时间的延长,胰岛素抵抗 2 型糖尿病的症状表现逐渐增加。不运动和卧床可提高血液甘油三酯和低密度脂蛋白胆固醇水平,促进肝脏和肌肉的脂质积累。这种血脂谱的改变会增加卧床患者动脉粥样硬化闭塞的发病率。

轻微运动可以减轻葡萄糖不耐受和胰岛素抵抗,因为其增加了骨骼肌胰岛素受体的数量,从而增强了胰岛素的作用。肌肉活动的增加与葡萄糖不耐受的减少有关,因此即使在床上进行轻微的运动也是有益的。

▶▶ 肾素-血管紧张素-醛固酮级联

长期卧床的患者血容量显著下降,如果利尿期间发生钠丢失,可引发肾素-血管紧张素-醛固酮级联。这种级联的作用是增加血浆肾素活性和血浆醛固酮水平,刺激肾脏重新吸收更多的钠,从而有助于维持血容量和动脉压。

3 长期卧床对神经系统的影响

▶▶ 压力感受器反应迟钝

长期卧床可造成压力感受器反应减弱,从而增加了直立性低血压的风险。长期卧床与感觉运动功能障碍有关,通常表现为姿势不稳定和平衡感失调,加上肌肉质量和力量的减少,会增加跌倒的风险。

▶▶ 脑组织的变化

磁共振成像研究表明,长期卧床会改变脑组织的结构,颞叶和额叶的灰质丢失被认为与突触形成减少有关。长期卧床还会对运动、协调和认知功能产生负面影响。

▶▶ 神经化学

研究表明,长期缺乏活动后,主要神经递质水平(包括多巴胺、去甲肾上腺素和5-羟色胺)往往会降低。已知5-羟色胺在情绪、认知和食欲中起着关键作用。因此,5-羟色胺水平降低可能与卧床患者常见的抑郁情绪、认知功能降低和食欲缺乏有关。

▶▶ 感官剥夺和无助感

长期卧床的患者周围环境和社会心理刺激减少,因而在直接环境之外进行互动的机会有限,这种限制有时被称为感官剥夺。此外,住院患者可能会依赖医务人员,甚至简单的事情都需要帮助,这种"无助感"随着卧床时间的延长会越来越严重。通过鼓励交流互动、运动和早期活动,可以部分缓解与恐惧相关的感官剥夺。为中长期住院患者提供有关长期住院期间可能经历的身体和心理影响的信息,以帮助减轻患者的抑郁和焦虑。

第 **17** 章

骨质疏松与心、肺疾病

骨骼强度是否与心脏健康和心脏疾病的发生相关？事实上，这两者存在一定的联系。研究发现，许多患有心血管疾病的人群普遍存在低骨密度的情况，而且低骨密度与冠心病、脑血管疾病和心血管相关死亡之间存在联系。此外，骨质疏松与肺容量的减少有关，因此骨质疏松与慢性阻塞性肺疾病也有一定的相关性。慢性阻塞性肺疾病、肺栓塞均可造成肺功能障碍，而肺栓塞可能与骨质疏松性骨折并发的下肢静脉血栓脱落有关。

1 骨质疏松与心脏疾病

▶▶ 骨质疏松对心脏的影响

骨质疏松并不会直接造成心脏疾病，但是很多骨质疏松的致病因素也是心脏疾病的致病因素。心血管疾病患者通常同时存在脊柱压缩性骨折史。美国心脏协会的一项研究显示,38%的骨质疏松患者存在心房颤动,如果不加以治疗,可使卒中的风险增加5倍。心脏病发作是最常见的死亡原因。监测骨密度不仅有助于观察骨折情况,还能发现心脏病迹象。

▶▶ 治疗骨质疏松有益心血管健康

运动是治疗骨质疏松最常见和最成功的方法之一。运动可增加肌肉力量及身体的灵活性和协调性。此外,运动对心血管系统也有重要的影响。健步走、庭院活动、爬楼梯、徒步旅行、跳舞等活动在增强骨强度的同时还能改善心脏功能。通过饮食改善骨密度的同时也有助于心血管功能的改善。钙是控制血压的关键矿物质之一,哈佛大学医学院的一项研究证实,人们从酸奶或低脂乳制品等饮食中摄取足够的钙质,患心脏病的概率往往较低。钙和维生素D缺乏可导致骨密度降低,通过食物(如牛奶、西兰花、鲑鱼和绿叶蔬菜)获得钙和维生素D对骨骼和心血管健康很重要。过量的咖啡因和酒精可降低身体吸收钙的能力,过量饮酒还会增加心血管疾病的风险。此外,药物治疗前,应充分考虑抗骨质疏松药物对心血管系统的影响。

2　骨质疏松与肺部疾病

人们一般会把一些疾病如高胆固醇、心血管疾病、骨质疏松等作为一种单独的疾病来看待。但实际上，很多疾病之间都存在着一定的相关性，例如，肺部疾病引起的呼吸问题往往与骨质疏松存在相关性。

▶▶ 慢性阻塞性肺疾病与骨质疏松

慢性阻塞性肺疾病患者常处于慢性呼吸不足的状态中，表现为呼吸急促症状。气道狭窄时，可使用类固醇激素来帮助改善通气道。终末期慢性阻塞性肺疾病患者需要长期吸入或口服类固醇激素。然而，这也导致了其他问题，如糖皮质激素诱导的骨质疏松。多达10%的慢性阻塞性肺疾病患者胸部X线片评估肺部情况时可发现椎体压缩性骨折，其中一半的患者存在未经过治疗的骨质疏松。

▶▶ 胸椎压缩性骨折与肺功能障碍

胸椎压缩性骨折可能导致肺容量减少。一个节段的胸椎椎体压缩会造成几乎10%的肺容量减少。胸椎多处骨折的患者，进入肺部的空气会明显减少。如果四个椎体存在压缩性骨折，则几乎减少40%的肺容量。骨质疏松和肺功能减退患者可能出现更严重的并发症(如肺炎),并进一步影响呼吸功能,甚至造成呼吸衰竭。后凸成形术可通过纠正脊柱后凸来改善肺容量,从而恢复部分肺功能,但后凸成形术也存在一定风险,如骨水泥栓塞、脊髓损伤等。

▶▶ 慢性阻塞性肺疾病加重骨质疏松

年龄是骨质疏松和慢性阻塞性肺疾病的主要危险因素。许多慢性阻塞性肺疾病患者存在活动减少、全身炎症和维生素D缺乏,这些均是骨质疏松的潜在危险因素。维生素D是骨形成和钙调节过程中的一个关键成分。维生素D和钙有助于防止骨质流失和加强骨密度,但这两种营养物质的缺乏在慢性阻塞性肺疾病患者中非常普遍。低体重指数(BMI)被认为是慢性阻塞性肺疾病患者患骨质疏松的预测因素,因为身体成分的变化会影响骨密度。服用皮质类固醇的慢性阻塞性肺疾病患者患骨质疏松的风险较高。

第 **18** 章

绝经后骨质疏松与全身乏力

　　绝经后骨质疏松常导致患者全身无力、不爱活动。此外,脊柱压缩性骨折如出现脊椎骨塌陷,往往会造成脊柱支撑无力。女性更年期甚至绝经后期出现的疲乏无力感与骨质疏松引起的无力症状叠加,可加重症状。

1 绝经后骨质疏松导致全身无力的原因

▶▶▶ 血液钙离子水平降低

　　骨质疏松患者往往会感觉腰背部或者全身出现乏力感,活动之后更加明显。这种情况通常与患者的骨强度下降及血液中的钙盐水平降低有关。骨质疏松患者钙代谢异常,可出现肌肉无力,甚至贫血、病理性骨折、胸背部持续性疼痛等症状,活动或劳累后加重,从而导致胸背部及四肢乏力。

▶▶ 脊柱支撑力降低

骨质疏松持续进展可造成脊柱骨强度减弱,患者的椎体骨小梁逐渐变得稀疏,椎体发生骨衰竭并逐渐变成楔形,在上背部形成明显的后凸畸形。一旦发生这种情况,胸背部的支撑力会明显下降,患者往往不能承受久站及久坐,需要长期卧床休息,这进一步加速了骨骼和肌肉的丢失,造成无力及疲乏感。

▶▶ 脊柱及关节疼痛

更年期女性雌激素水平快速下降,可造成成骨细胞减少、破骨细胞增加、骨质快速丢失,以及承受身体重量的脊柱和关节的骨密度明显减低。这些均进一步加速关节的退行性病变,造成脊柱关节疼痛,引起关节无力。

▶▶ 心肺功能降低

骨质疏松引起的上背部后凸畸形及胸廓畸形也可影响心肺功能,造成心功能不全和肺活量下降,从而导致全身乏力,疲惫不堪。

2　如何避免出现全身疲乏症状？

绝经后骨质疏松患者可出现乏力、全身疼痛，甚至持续性疼痛。轻度患者可口服钙剂或增加营养物质（如鱼类、瘦肉、蛋类和牛奶），以促进骨骼的形成。此外，可进行适当的体育锻炼，促进钙沉积和维生素D的吸收。

▶▶ 多吃水果、蔬菜和发酵食物

许多水果和蔬菜都含有对骨骼有益的元素，如钙、镁、钾、维生素K、维生素C和蛋白质。这些食物还能提供抗炎剂和抗氧化剂，分别对抗炎症反应和氧化应激——两种与衰老相关的细胞生理过程。发酵食品（如酸奶、腌菜和泡菜）含有益生菌，这些有益微生物在肠道中定植也对骨骼产生积极影响。实验研究发现，相比没有肠道微生物的实验动物，肠道有正常、健康微生物的实验动物骨密度更高。

▶▶ 负重运动和肌肉强化锻炼

负重运动和肌肉强化锻炼可以刺激骨骼的形成，并减缓与年龄相关的骨质流失。常见的负重运动包括散步、慢跑、跳绳、爬楼梯等运动。肌肉强化锻炼也称为阻力训练，包括弹力带练习、适度的器械练习或者对抗身体重量的练习（如俯卧撑）。瑜伽也是一种非常好的方法。一项为期10年的研究表明，每天进行12分钟的瑜伽练习，能够增加脊柱、股骨和髋部的骨密度。

▶▶ 充足的睡眠

2015年，《美国老年医学学会杂志》发表的一项研究发现，50岁以上的女性如果睡眠不足6个小时，患骨质疏松的风险会明显增加。因此，充足的睡眠对于改善疲乏无力感至关重要。

第 **19** 章

更年期与睡眠障碍

　　人一生中有1/3的时间是在睡眠中度过的。健康成年人的最佳睡眠时间大约是7小时。睡眠不足会对人们的心理健康、心脏健康、认知功能产生不良影响。但是，睡眠过多（超过8小时）也可能与心血管疾病的风险增加有关。长期睡眠障碍会导致潜在疾病的发生。

　　健康成年人睡眠的基本规律：开始时先进入非快动眼睡眠，由浅入深，60~90分钟后转成快动眼睡眠，快动眼睡眠仅持续10~15分钟，然后又转成非快动眼睡眠，如此交替出现4~6次，直至清醒。最好的睡眠是非快动眼睡眠，这是一种深度睡眠，通常发生在上半夜，人们的大脑活动、呼吸、心率和血压都处于最低水平。

　　女性进入更年期时，睡眠会受到自身健康状况的影响。研究发现，28%~63%的女性在更年期时出现睡眠障碍。更年期过渡期间的睡眠问题可能与更年期其他症状密切相关。常见的睡眠障碍包括入睡困难、夜间觉醒、清晨过早醒来、睡眠时间少及睡眠质量差。

1 更年期女性睡眠障碍的原因

▶▶ 雌激素、孕激素、褪黑素减少

更年期雌激素水平下降,可导致潮热、多汗、焦虑和抑郁情绪,从而出现睡眠中断。关节疼痛、泌尿问题(如夜尿增多)是雌激素下降的常见症状,也是引起睡眠障碍的原因。有学者提出,更年期睡眠障碍可能是焦虑和抑郁的潜在原因。更年期孕激素下降也与睡眠障碍有关,因为孕激素通过作用于大脑通路而具有睡眠诱导作用。褪黑素是另一种重要的睡眠激素,其分泌部分受雌激素和孕激素的影响,并随着年龄的增长而减少。

▶▶ 睡眠呼吸暂停

睡眠呼吸暂停曾被认为是男性的常见疾病,可导致睡眠障碍。研究表明,盗汗和潮热可能与睡眠呼吸暂停的风险增加有关,而且与自然更年期相比,手术绝经的女性更常见。孕酮减少会引起体重增加,而体重增加与睡眠呼吸暂停的发病有关。此外,孕酮可影响咽喉后部的肌肉活动和呼吸刺激。孕酮下降导致上呼吸道部分阻塞和呼吸驱动减少,易引起睡眠呼吸暂停。女性睡眠呼吸暂停表现为头痛、失眠、抑郁或焦虑及白天疲劳。

▶▶ 不宁腿综合征

不宁腿综合征是指小腿在休息时出现难以忍受的不适感,运动、按摩可暂时缓解。女性出现不宁腿综合征的可能性是男性的2倍。不宁腿综合征通常表现为夜间睡眠时双下肢出现极度的不适感,患者常有下肢深部撕裂感、蠕动感、刺痛、烧灼感或者瘙痒感,迫使患者不停地活动下肢或下地行走来减轻症状。因此,不宁腿综合征可导致严重的睡眠障碍。研究发现,69%的绝经后女性认为自己的症状比绝经前更严重。

2 治疗方法

▶▶ 药物治疗

催眠药

如果通过非药物治疗仍不能改善睡眠障碍,可考虑使用催眠药。

激素替代疗法

研究表明,激素替代疗法对有血管舒缩症状的女性的睡眠有好处。研究证明孕激素与增加非快动眼睡眠时间有关,但是建议孕激素与雌激素一起使用,以防止雌激素刺激子宫内膜。对于不能使用激素替代治疗的女性,可选择小剂量抗抑郁药、加巴喷丁和可乐定来治疗血管舒缩症状。

褪黑素

随着对褪黑素在睡眠障碍中作用的认识,人们对褪黑素的使用越来越感兴趣。然而,褪黑素的剂量选择及与其他药物的相互作用仍需要进一步研究。

▶▶ 非药物治疗

包括适当锻炼、健康饮食、管理压力、积极参与社会活动、多动脑等。如果睡眠呼吸暂停较为明显,可考虑佩戴持续正压通气装置(呼吸机),通过提供呼吸道正压通气来改善睡眠障碍。建立良好的睡眠模式非常重要,应避免白天打盹,起床后2小时内避免过度锻炼。可根据自己的年龄、身体情况来安排睡眠时间。

▶▶ 改善睡眠的技巧

睡前养成一些习惯,如洗热水澡或阅读、睡前避免太饿或太饱及过量饮酒。改善卧室的休息环境,如屏蔽噪音和光线、调节卧室的温度、选择舒适的床垫和床上用品。如果在夜间醒来后20分钟仍不能入睡,可尝试做一些安静的事情,避免醒后看电视或专注于忧虑的事情。

第 **20** 章

骨质疏松加重家庭和社会负担

骨质疏松及骨质疏松并发的脆性骨折是老年人的常见疾病。随着我国人口老龄化进程的加速,老年人群骨质疏松的发病率和患病率逐年增加,这给家庭和社会造成了严重的负担。

1 骨质疏松的现状

2018年10月,国家卫生健康委员会发布的中国骨质疏松流行病学调查结果显示,我国40~49岁的人群骨质疏松的患病率为3.2%,其中男性为2.2%,女性为4.3%。65岁以上人群骨质疏松的患病率呈倍数升高。骨质疏松并发的骨折是老年人致残和致死的主要原因之一。

目前,全球每3秒钟就发生1例骨质疏松性骨折,约50%的女性和20%的男性在50岁后会发生初次骨质疏松性骨折,50%的初次骨质疏松性骨折患者将会再次发生骨质疏松性骨折。骨质疏松造成的骨折,特别是髋关节骨折,需要长期卧床。骨折不仅影响人们的身体健康,还会造成心理问题,导致抑郁和孤立感。如果长期丧失独立性和行动能力,会给患者及其亲属造成身体、情感和经济上的压力。

2 家庭和社会负担

骨质疏松及相关骨折所导致的社会负担与财政支出相当巨大。根据现有数据预测,我国2035和2050年用于治疗骨质疏松性骨折的费用将分别达1320亿元和1630亿元。骨质疏松及相关骨折的治疗和护理需要投入大量的人力、物力和财力,因此造成沉重的家庭和社会负担,甚至直接导致居民生活质量下降。随着我国社会老龄化的加速,社会医疗用于应对老年人骨质疏松及相关并发症治疗的支出将会不断增加,占国家医疗支出的比例较大。巨额的社保医疗支出还可能影响国家的经济发展,因此需要采取强有力的措施进行干预以降低并限制这些医疗支出的无限增大。

3 提高公众预防骨质疏松的意识

骨质疏松的预防是一个长期的过程,目前大多数中老年女性对骨质疏松、绝经后骨质疏松缺乏认知。一项针对骨质疏松性骨折患者的问卷调查显示,仅40%的患者了解这种疾病,其中通过医生了解疾病的患者占29%。这项问卷调查表明,医生对患者的健康教育不足,而且大多数中老年人群缺乏主动了解骨质疏松相关知识的意愿。

提高中老年女性对绝经后骨质疏松的认识并引导人们养成良好的生活方式,是预防绝经后骨质疏松的重要措施。例如,开展更多有关绝经后骨质疏松预防知识的讲座,包括正确补钙、丰富食物和平衡饮食,以及如何科学锻炼等。指导社区养老机构按照均衡营养及有利骨骼健康的要求为老年人群提供居家营养餐,培养更多懂得骨质疏松预防知识的社工,增加骨质疏松预防服务人群。

第 3 部分

绝经后骨质疏松的
预防和治疗

第 **21** 章

"吃"出骨骼健康来

绝经后骨质疏松的发生除了与女性更年期雌激素减少相关,不同的生活方式包括饮食习惯也会影响骨质疏松的进展。药物治疗前,可通过调整饮食方式来改善骨骼健康,并预防骨质疏松。

1 哪些营养成分对骨质疏松有预防作用?

▶▶▶ 钙

在已经达到峰值骨量的女性中,钙摄入量的增加可以有效对抗骨丢失的发展。此外,高水平的膳食钙或钙补充剂可以显著改善骨密度,并降低更年期骨折的风险。值得注意的是,对绝经后女性的研究表明,单独补钙可能不足以降低骨折的风险,需要联合补充维生素D。

而一项研究发现,钙补充剂特别是不含维生素D的情况下,会增加心肌梗死的风险。一些流行病学研究也支持这一观点。但是,并没有发现食物来源的钙会增加心血管事件的风险。

▶▶ 维生素D

钙稳态在很大程度上受维生素D的调节。维生素D缺乏会减少钙从肠道的吸收,同时增加甲状旁腺激素的水平,甲状旁腺激素的释放又通过增加骨骼中钙的分解入血来平衡血清钙的减少,从而进一步加重骨质疏松。血清25-羟基维生素低于50nmol/L不利于骨骼健康,并可能通过增加骨转换率来加剧中老年患者或绝经后女性的骨质疏松。研究表明,维生素D补充与降低脆性骨折的风险有关。此外,补充维生素D可以提高肌肉力量和身体稳定性,避免老年人跌倒的风险。

▶▶ 蛋白质

蛋白质约占骨体积的50%,骨质量的1/3。胶原蛋白是构成骨组织的主要有机物成分,它能促进钙、磷等无机物质在骨中的沉积,使骨既坚硬又具有一定的弹性。除了提供骨的结构基质外,蛋白质还优化了胰岛素样生长因子-1的水平,这是一种刺激骨骼生长的激素,通过合成钙三醇来增加肠道中钙和磷的吸收,以及从肾脏中吸收磷酸盐的速率。因此,人体需要摄入足够的膳食蛋白质以维持健康的骨骼。此外,增加膳食蛋白质摄入量与绝经后女性肌肉质量和力量增加有关。骨质疏松患者蛋白质摄入水平增加(每天≥0.8g/kg体重,或大于总能量摄入的24%),有助于提高骨密度、减少骨丢失并降低髋部骨折风险。

2 降低骨质疏松风险的营养靶点

均衡的营养摄入是有效预防骨质疏松的第一步。均衡的饮食能够满足人体所有的营养需求。成人需要一定的热量和营养物质来保持健康,因此建议多吃五类食物,包括蔬菜、水果、谷类、蛋白质、乳制品,少吃垃圾食品或没有营养价值的食物,以便建立营养均衡的饮食结构。

▶▶ 钙、维生素D和蛋白质

钙、维生素D和蛋白质不足在绝经后女性中非常常见。成人每天钙的摄入量为800mg,维生素D的摄入量为400IU。50岁以上的女性建议每天钙的摄入量为1000mg,维生素D为800IU,蛋白质为1g/kg体重。

▶▶ 乳制品

与其他食物相比,乳制品可提供更多的钙、蛋白质、镁、钾、锌和磷。一杯200mg的牛奶、一份180g的酸奶或30g奶酪中大约含有250mg的钙。此外,1L牛奶还可提供32~35g的蛋白质。总之,乳制品中含有丰富的钙和蛋白。

均衡营养小贴士

1.蛋白质摄入量一般占每日摄入总量的20%,其中优质蛋白最好占一半。肉类、乳类和豆类食物均富含优质蛋白,容易被人体吸收。

2.老年人应多食用奶制品,选择合适的奶制品以适应老年人乳制品不耐受的情况。

3.天然食物中维生素D含量较低,相对含量较高的食物包括海鱼、蛋黄、奶酪、动物肝脏等。

第 **22** 章

预防绝经后骨质疏松
从"娃娃"抓起

青少年时期的骨量积累与更年期时骨丢失的耐受性息息相关,骨量积累越充分,耐受骨丢失的能力就越强。因此,骨质疏松的预防也应从"娃娃"抓起,在青少年时期建立充足的骨量储备对预防绝经后骨质疏松具有重要作用。

1 骨量储备

在儿童期和青春期,骨骼的形成大于吸收,所以骨骼的大小和密度都在增加。峰值骨量的45%在青春期形成,90%在女孩18岁和男孩20岁时获得,这使得年轻时期成为"投资"骨骼健康的最佳时机。成人峰值骨量每增加5%，骨质疏松性骨折发生的风险就降低40%。在30岁到绝经期之间，女性的总骨量变化往往最小。但在绝经后的头几年，大多数女性骨质快速流失，然后减慢并持续至绝经后。考虑到高峰值骨量可以降低晚年患骨质疏松的风险，因此应重点关注影响峰值骨量的因素。

影响峰值骨量的因素包括遗传因素和环境因素。有人认为，遗传因素的影响可能占75%，而环境因素（如饮食和锻炼习惯）占25%。经常锻炼的女性和年轻人通常比那些不锻炼的人能达到更大的峰值骨量，因此30岁及以上的女性可以通过定期锻炼来帮助防止骨质流失，储备更多的骨量。

2 有益运动

青少年时期开展的有益运动包括专项训练和体育活动。专项训练是指参加专业少年运动队训练，每周至少3天，每天至少30分钟，项目包括田径、球类、游泳、舞蹈等。体育活动是指中小学阶段在体育课或课后进行的活动，每周至少5天，每天至少30分钟，包括跳舞、球类、跑步、踢毽子、跳绳等。研究指出，青少年时期峰值骨量对维持中老年时期的骨量有重要作用，生长期有规律的体育运动可以使中老年女性的骨密度维持在较高水平。峰值骨量越高,老年时期发生骨质疏松的风险就越小。

3 健康的生活方式

儿童和青少年时期应多参见户外运动,多晒太阳,不要总"宅"在家里。阳光中的紫外线照射皮肤后,可引起人体一系列的生物学作用,生成内源性活性维生素 D,调节钙磷代谢,促进骨形成。此外,不要过度追求"苗条",适当的脂肪组织能通过生物化学作用转化成雌激素,促进骨形成,抑制骨吸收。如果过度追求苗条,在减脂的同时也减掉了骨量,可能导致提前出现骨质疏松。

4 早期健康教育

让青少年了解健康的生活方式与绝经后骨质疏松的关系,以及绝经后骨质疏松的危害,从青少年时期就开始为健康的骨骼打下基础。

引导青少年养成正确的生活习惯,拒绝吸烟,拒绝饮酒。吸烟可导致青少年骨量减少,并增加骨质流失和骨折风险。而大量饮酒与骨密度降低有关,会对骨骼健康造成不利影响。

第**23**章

如何正确补钙

钙是一种重要的矿物质,可以帮助人体肌肉收缩、神经传递,并使骨骼更加强壮。此外,饮食中摄入的钙越多,越能促进脂肪的分解,从而起到减轻体重的作用。调查发现,我国缺钙人数高达9亿,严重缺钙人数达2亿,即使目前饮食水平已经显著改善,仍有大量人群缺钙。

1 缺钙原因

中国人接触牛奶的历史过短,而且约95%的人存在乳糖不耐受。

吃太多精细食物导致植酸、草酸、膳食纤维摄入较多,影响钙的吸收。

吃盐太多导致肾脏每排出6g的盐就会损失40~60g的钙。

不习惯吃高钙食物,如奶酪、沙丁鱼、三文鱼、海带等,通过食物摄入的钙不足。

晒太阳不足,不喜欢户外运动,过分追求防晒,导致阳光直射皮肤不足,影响维生素D的吸收。

2 如何在植物中摄入钙?

植物性食物中钙的几种来源包括:绿叶蔬菜(如甘蓝)、大豆制品(如豆腐、豆腐干等)、豆科植物(如豆角)、谷类食品、坚果类食品(如杏仁)。这些植物性食物可以帮助在不吃乳制品(因为是素食者或乳糖不耐受)时获得所需的钙。正常人建议每天摄入的钙量为1200~1300mg,相当于2~3份乳制品的钙含量。但是,单纯植物性食物很难达到这样高的钙含量,即使是对食用乳制品的人来说,有时也无法达到这些要求。因而,仅添加植物性食物及无乳制品的混合食物,通常难以达到推荐的每天钙摄入量。

3 多食用乳制品

　　我国老年人膳食钙的摄入量不足推荐量的一半,因此更应该注意摄入含钙高的食物。如果没有乳制品不耐受,应多食用乳制品,包括牛奶和酸奶等。首先,奶类营养成分丰富,不仅钙含量高,而且钙与磷比例合适。此外,奶类还含有维生素D、乳糖、氨基酸等可以促进钙吸收的因子,是膳食优质钙的主要来源。其次,目前国内乳制品种类齐全,市场上常见的主要有液态奶、酸奶、奶酪、奶粉等。酸奶含有益生菌,经过发酵,乳糖、蛋白质和脂肪部分分解,更容易被人体吸收。老年人每天应摄入300g鲜牛奶或相同量的奶制品,如每天喝鲜牛奶150~200g、酸奶150g;全脂牛奶粉25~30g、酸奶150g;或者鲜牛奶150~200g、奶酪20~30g。

4 补充肉类食物

　　动物类食物包括瘦肉和海鲜类产品都含有较高的钙和蛋白质,肉类食物的蛋白质是完全蛋白质,可以提供人体所需的全部种类的氨基酸。但是,如果摄入过多的肉类或海鲜类产品,会使体内环境变为偏酸性,引起肾排泄钙增加,从而降低钙的吸收率。此外,摄入过多的脂肪,也会阻碍人体对食物中钙的吸收,因为脂肪酸会与钙结合形成不溶性的钙盐。因此,不应摄入过量的肉类和海鲜类产品。

5 补充药物钙

常见的补钙药物包括碳酸钙片、醋酸钙片、葡萄糖酸钙等,主要成分为有机钙、无机钙、活性钙、生物类钙、蛋白钙等。有机钙(如葡萄糖酸钙)刺激性小,但钙含量低;无机钙(如碳酸钙)钙含量高,但刺激性高;酪蛋白钙的酪蛋白因子没有任何刺激,而且钙含量很高。药物钙应遵循医嘱使用。

第 24 章

运动与预防骨丢失

　　骨质疏松患者可以通过运动和调整饮食来防止进一步骨丢失和提高骨密度，进而防止骨质疏松的进展。骨质疏松不代表告别运动，实际上，适当的运动可以改善骨骼质量。相反，久坐不动、不良的姿势、平衡能力差和肌肉力量减弱可增加骨折的风险。对于骨质疏松患者来说，运动具有以下优点：减少骨丢失、保护剩余骨组织、提高肌肉力量、增加活动性、改善平衡和协调意识，降低骨折风险，减轻患者疼痛、调节心情和活力。

1 骨质疏松患者可以进行哪些运动？

▶▶ 负重有氧运动

　　负重锻炼对于预防骨质疏松和重建骨骼至关重要。

"负重"是指在保持直立的同时,依靠重力移动,让脚和腿支撑自己的体重。负重锻炼可增加骨骼压力,促进骨骼生长和骨骼重建。常见的负重有氧运动包括足尖点地站立、单腿负重、双腿交替练习、爬楼梯、跳舞、徒步、慢跑、跳绳、网球或其他球类运动。运动应循序渐进,并根据自身情况调整运动强度。有脊柱压缩性骨折史的患者,应避免尝试脊柱向前弯曲、快速扭转动作或重举等活动。

爬楼梯

既能提供有氧运动,又能增强骨骼强度。爬楼梯时,应控制速度和时间,在保持不出现呼吸困难的情况,也可以分多组练习。

跳绳

这是一项非常简单的运动,不需要特殊场地,易于实施。2015年的一项研究表明,中年女性每天坚持做两段跳跃运动,持续4个月,可显著增加髋部的骨密度,并能降低髋部骨折的风险。该研究还对女性的膝关节进行了磁共振检查,结果发现运动不会对关节造成损害。

▶▶ 肌肉抵抗运动和姿势练习

阻力训练包括使用哑铃、弹性带阻力、自重阻力训练或重量训练机进行对抗力量训练。平衡姿势练习(如太极拳,瑜伽等)可改善姿势、平衡和身体力量,有助于防止与骨质疏松相关的进行性脊柱后凸。

▶▶ 游泳和水上运动

游泳和水上运动(如水上有氧运动或水疗)可以改善心血管健康和肌肉力量。有严重骨质疏松或脊柱后凸的患者,如果存在骨折的风险,游泳或水上运动是首选活动。

▶▶ 散步

单纯散步并不会改善骨骼健康,除非进行高强度的步行,如快速行走、长时间行走(如公园步道行走)、爬坡行走(如翻越山丘),才能够促进骨骼健康,增加肌肉力量和平衡性。对于那些不爱活动的人来说,步行可能是一种安全的运动方式。

2 骨质疏松患者应避免哪些运动？

骨质疏松患者的骨骼强度减弱，轻微的外力就容易引发脆性骨折。因此，运动时应遵循"安全第一"的原则，并且要尽量避免以下运动：

> 脊柱的负重前屈，如腹部仰卧起坐。

> 需要突然发力的运动，如跳跃、投掷等运动。

> 需要用力扭转的运动，如高尔夫挥杆，除非已经习惯了这种动作。

> 高冲击力的负重练习，如举杠铃、引体向上等运动。

3 骨质疏松患者的最佳运动量

骨质疏松患者所需的确切运动量目前尚不清楚。目前建议：

> 每次进行45分钟至1小时的有氧运动，每周进行2~3次。

> 每周进行2~3次阻力训练,每次训练应包括加强下肢、躯干和手臂肌肉的练习,每项练习进行8~10次。

> 每周进行2次平衡练习,每次训练持续几分钟,并保持在一个水平。

 其他建议

运动前应征求医生的意见,并在专业康复人员的指导下制订个性化的锻炼计划。锻炼计划的主要目的是提高骨密度和防止跌倒。需要考虑的因素包括年龄、骨质疏松的严重程度、目前服药情况、身体基础条件和能力、其他基础疾病(如心血管或肺部疾病、关节炎或神经系统疾病)。

小贴士

• 经常锻炼可以减少骨丢失,并降低骨折的风险。

• 锻炼应从低水平的运动开始,然后逐渐提高运动的强度,以免过于剧烈的运动增加受伤的风险。

• 咨询专业的医生或营养师如何增加钙、维生素D和其他重要的饮食营养。

第 **25** 章
增加骨密度的12种方法

通过自然的方法改善骨骼健康和增加骨密度是早期预防骨质疏松的有效手段，而且非药物治疗方法更容易被人们接受。那么，哪些方法能够增加骨密度，延缓甚至防止出现骨质疏松呢？我们归纳了12种不借助药物和其他治疗来增加骨密度的方法，以帮助中老年女性在更年期之前提高骨骼健康。

1 负重和力量训练

负重和力量训练有助于促进新骨的生长和维持现有的骨结构。关于骨密度的研究表明，在骨骼生长高峰期进行负重和力量训练可以增加骨密度和骨量，防止骨丢失。女性从青年时期保持力量训练，有助于在更年期前增加骨量储备。

2 多吃蔬菜和水果

蔬菜热量低,能够提供多种维生素和矿物质。儿童多吃蔬菜有助于促进骨骼生长;成年人多吃蔬菜有助于保持骨密度和强度。一项研究发现,绝经后女性连续吃卷心菜、西兰花和其他蔬菜3个月,骨转换和钙流失减少。因此认为,蔬菜所提供的多酚和钾有助于保护骨骼,防止钙流失。柑橘类水果、无花果可以帮助增加钙的摄入量。

3 从食物中摄入钙

钙是维持骨骼健康的主要营养物质。随着骨骼的分解和生长,人体需要获取足够的钙。最好的方法是通过日常饮食来补充钙,而不是每天吃一顿高钙餐。富含钙的食物包括牛奶、奶酪、酸奶、绿叶蔬菜(如甘蓝)、豆类、沙丁鱼等。

4 摄入富含维生素D和K的食物

维生素K_2有助于减少钙流失,并帮助矿物质与骨骼结合。富含维生素K_2的食物包括泡菜、奶酪、大豆。维生素 D 缺乏会增加骨丢失的风险,可以通过适当的阳光照射来帮助吸收维生素 D。

5　避免高热量食物

高热量食物会导致健康问题,包括骨密度下降。合理的热量摄入应确定一个安全的目标摄入量和消耗量。此外,还应平衡饮食,包含均衡蛋白质、脂肪、维生素和矿物质。

6　摄入更多的蛋白质

蛋白质在骨骼健康和骨密度中起至关重要的作用。蛋白质参与构成骨骼组织,蛋白质缺乏将影响骨重塑。一项包含大约 14.4 万名绝经后女性的研究发现,摄入的蛋白质越多,骨密度提高越明显,且骨折发生率越低。

7　避免摄入过多的咖啡因和钠

研究表明,每天摄入 100mg 的咖啡因,人体就会损失大约 6mg 的钙。此外,与同龄女性相比,长期摄入过多食盐的患者更易出现钙流失,随着时间的推移,骨骼强度减弱。

8 摄入富含ω-3脂肪酸的食物

目前,已经确定ω-3脂肪酸在维持骨密度方面具有一定的作用。ω-3脂肪酸存在于各种食物中,如鲑鱼、坚果。人们可以通过食用富含ω-3脂肪酸的食物来补充。

9 摄入富含镁和锌的食物

与钙一样,镁和锌也有助于维持骨骼健康和骨密度。镁可以激活维生素D,促进钙的吸收。锌存在于骨骼中,可以促进骨骼生长,并有助于防止骨骼分解。富含镁和锌的食物包括坚果、豆类、谷物。

10 保持健康的体重

体重对骨密度有重要影响。体重偏轻会增加患骨骼疾病的风险,而超重会给骨骼带来额外的压力。减肥时,骨密度降低;增重时,骨密度无法恢复。骨密度的降低会导致骨骼变弱,出现骨质疏松。

11　戒烟

吸烟是众所周知的危害健康的因素。吸烟不仅会造成肺癌和呼吸问题,而且也会引起骨病(如骨质疏松),从而增加骨折的风险。为了保持健康的骨密度,建议戒烟。

12　避免过量饮酒

适量饮酒一般不会影响骨骼健康。然而,慢性、大量饮酒会导致钙吸收不良和骨密度下降。如果年轻女性在十几岁和20多岁时大量饮酒,晚年时更易出现骨密度下降。

第 26 章

绝经后骨质疏松的药物治疗

对于中老年女性绝经后骨质疏松,在采取合理的饮食、运动及保持良好生活习惯的同时,如果骨密度指标仍偏低或持续降低,应进行药物治疗和物理治疗。

1 药物治疗

▶▶ 补充剂

钙剂

钙是参与骨矿化的重要成分,钙的吸收和有效利用与骨矿化程度及骨骼健康密切相关。充足的钙摄入能够促进骨矿化、减少骨丢失并获得理想的骨峰值。但是,钙超大量摄入可能会增加患泌尿系结石、心脏疾病的风险。

维生素D

维生素D通过抑制甲状旁腺素的分泌,对抗继发性甲状旁腺功能亢进症的发生,继而减少骨吸收的发生。维生素D可通过参与调节多种基因的表达来影响骨重建和促进骨矿化。此外,维生素D还可以调节肌肉增生及功能,充足的维生素D可以改善机体平衡、降低跌倒风险。

▶▶ 抗骨吸收药物

双膦酸盐

包括阿仑膦酸盐、利塞膦酸盐、伊班膦酸盐、唑来膦酸盐等。双膦酸盐是一种类似焦磷酸盐的化合物,与骨骼羟基磷灰石紧密结合,被破骨细胞的骨吸收后,通过抑制甲羟戊酸盐通路中的一种关键酶来抑制破骨细胞功能,减少骨吸收。

双膦酸盐是近20年来广泛应用的抗骨质疏松药物,服用双膦酸盐可显著降低髋部骨折及椎体骨折的风险。双膦酸盐可口服或静脉注射,口服后保持直立30~60分钟。其总体安全性良好,偶见并发症。少数患者可出现胃肠道症状,约1/3的患者第一次静脉注射后会出现一过性的"流感样"症状。已存在肾功能不全的患者应用双膦酸盐特别是静脉注射后,会出现急性肾衰竭的风险。

下颌骨坏死是双膦酸盐的罕见并发症,发生率为1%~15%。研究发现,接受双膦酸盐治疗的骨质疏松患者发生下颌骨坏死的概率似乎并不比未服用这些药物的患者高。

不典型股骨骨折可能与长期应用双膦酸盐类药物相关。长期服用阿仑膦酸盐的患者发生不典型股骨骨折的概率高于服用利塞膦酸盐或唑来膦酸盐的患者。如果患者出现大腿及髋部疼痛,应行相关检查除外不典型股骨骨折。如果不典型股骨骨折风险增加,应停用双膦酸盐。

激素治疗

包括雌激素补充疗法和雌、孕激素补充疗法,能够降低绝经后女性骨质疏松并发椎体及非椎体骨折的风险。

一项荟萃研究证实,雌、孕激素补充疗法治疗骨质疏松,可使椎体骨密度明显增加,优于单独雌激素补充疗法。雌激素补充疗法可以预防但不能逆转皮质骨丢失,并且轻度增加血栓形成的风险。激素补充疗法应遵循早期使用、最低剂量、个体化原则,需要定期随访并除外禁忌证。

选择性雌激素受体调节剂

包括雷洛昔芬、巴多昔芬、拉索昔芬,在不同靶组织与雌激素受体结合后,可使受体空间构象发生改变,从而发挥激动剂或拮抗剂的作用。例如,在骨组织,可发挥类雌激素激动剂的作用,抗骨吸收;在乳腺及子宫,则发挥雌激素拮抗剂的作用,对乳腺和子宫内膜无不良影响。

雷洛昔芬可有效预防绝经后骨质流失及椎体骨折,但无证据显示可以预防非椎体骨折。雷洛昔芬总体耐受性良好,但会轻度增加患血栓栓塞性疾病的风险。巴多昔芬可以显著降低椎体骨折的风险,拉索昔芬可以降低非椎体骨折的风险。

狄诺塞麦

一种针对 RANKL 的单克隆抗体,能够抑制 RANKL 与 RANK 的结合,以及破骨细胞的生成,从而减少骨质流失。

一项有关骨折的研究数据显示,狄诺塞麦可使椎体骨折减少68%,髋部骨折减少40%。狄诺塞麦可明显降低骨转换,并且持续和大幅度增加骨密度,与唑来膦酸减少骨折发生的效果类似。其副作用包括感染、低钙血症,下颌骨坏死及不典型股骨坏死的发生率与双膦酸盐类似。目前国内使用经验较少,在美国,已被美国食品药品管理局(FDA)批准用于治疗具有较高骨折风险的绝经后骨质疏松。

降钙素

一种可部分抑制破骨细胞生物活性的激素,通过抑制破骨细胞活性、减少破骨细胞数量来减少骨质流失,并缓解骨质疏松性骨折后的疼痛。

国内指南建议骨质疏松性骨折后可短时间使用(3

个月）。由于降钙素具有潜在增加癌症的风险,目前美国已不再广泛用于治疗骨质疏松。

▶▶ 骨形成促进剂

特立帕肽

是N-末端34个氨基酸的甲状旁腺素,可对骨骼产生合成代谢作用,并促进骨形成和骨密度增加。

每天服用特立帕肽20μg,平均21个月,椎体骨折风险可降低70%,非椎体骨折风险降低50%。

特立帕肽总体安全性良好,副作用较少见,包括恶心、肢体疼痛、头痛、头晕及暂时性高钙血症。建议使用时间不超过24个月,停药后应继续使用抗骨吸收药物,以持续降低骨折风险。

▶▶ 其他药物

锶盐

锶与钙的生物特性类似,可与雷奈酸结合形成雷奈酸锶。

雷奈酸锶是一种口服抗骨质疏松药物,能够刺激骨形成,减少骨吸收。一定程度上,较重的锶离子取代了羟基磷灰石中的钙,显著增加了腰椎、股骨颈和全髋关节的骨密度。连续使用5年,非椎体骨折风险可降低15%,新发椎体骨折风险降低24%。

雷奈酸锶总体耐受性良好,副作用较少见,包括恶心、腹泻、头痛、皮炎和湿疹,但存在增加心肌梗死和下肢静脉血栓的风险。有静脉血栓病史的患者应慎用,而存在某些心脏或循环系统疾病的患者不建议使用。

维生素K₂

四烯甲萘醌是维生素K_2同型物。维生素K_2通过信号通路调节成骨细胞和破骨细胞的分化,促进成骨细胞活性和数量增加,抑制破骨细胞,维持骨平衡。

维生素K_2短期及长期治疗后,椎体骨密度改善,骨折风险降低。维生素K_2的总体安全性良好,偶见胃肠症状,无其他明显严重的不良反应。

▶▶ 新药

莫罗单抗

　　一种针对骨硬化蛋白的单克隆抗体,可通过结合和抑制骨硬化蛋白来促进骨形成,减少骨吸收。使用抗骨硬化蛋白抗体后,骨形成标志物P1NP早期升高,12个月后逐渐降至基线以下,并持续至用药之后24个月。

　　研究表明,莫罗单抗用药12个月后,椎体骨折风险降低73%,非椎体骨折风险降低25%。药物总体安全性良好,副作用通常为注射部位不良反应,如疼痛、血肿、皮疹等。

Odanacatib

　　一种组织蛋白酶K抑制剂,可通过抑制破骨细胞中表达的组织蛋白酶K来抑制骨吸收。

　　体外实验表明,Odanacatib对组织蛋白酶B、L和S具有高选择性。临床试验证实,新发椎体骨折、髋部骨折、非椎体骨折的相对风险分别降低54%、47%和23%。副作用较少见,包括腹泻、四肢疼痛。

第 **27** 章

骨质疏松并发骨折的治疗

骨质疏松并发脆性骨折是骨质疏松最为严重的并发症,对老年人的危害最大,甚至可致残、致死,因此是老年人重点预防的疾病。骨质疏松并发脆性骨折是指轻微外力就发生的骨折,多见于脊柱、髋部、腕部和肩部。

1 常见骨折类型

▶▶ 脊柱压缩性骨折

脊柱压缩性骨折是骨质疏松最常见的并发症。2017年,我国一项流行病学研究显示,绝经后女性脊柱压缩性骨折的患病率随年龄而增加,50~59岁患病率为13.4%,80岁以上患病率高达58.1%。脊柱压缩性骨折在老年人群中非常常见,可导致顽固性背痛,但很多人认为背痛只是一种衰老的迹象,而忽略了隐匿发生的椎体骨折,因而常导致骨质疏松没有得到正确的诊断,延误了疾病的治疗。骨质疏松性脊柱压缩性骨折通常可采用保守治疗和手术治疗两种方式。

▶▶ 髋部骨折

据统计,约75%的65岁以上老年人群存在髋部骨折的风险,其中男性约占1/4,女性约占3/4,女性髋部骨折的发生率是男性的2倍以上。预计到2050年,全球将有高达630多万的髋部骨折患者,亚洲患者将占总患病数的50%以上。髋部骨折通常可采用保守治疗和手术治疗两种方式。

▶▶ 腕部和肩部骨折

桡骨远端骨折好发于60~65岁的老年人,是常见的骨质疏松性骨折。桡骨远端骨折属于关节外骨折,通常以保守治疗为主,包括闭合复位、石膏或夹板等外固定,大多数患者可获得满意的功能。

肱骨近端骨折是肩部最常见的骨折之一,占全身骨折的5%~9%,多好发于老年人及骨质疏松患者。85%的肱骨近端骨折无移位或仅有轻微移位,可采取保守治疗,肩关节功能通常恢复良好。

2 保守治疗

▶▶ 脊柱压缩性骨折

通常采取卧床休息、药物镇痛、支具固定、抗骨质疏松治疗为主的保守治疗方式,虽然降低了治疗费用及手术风险,但长期卧床、活动减少也增加了压疮、肺炎、深静脉血栓形成及骨矿物丢失等并发症。

▶▶ 髋部骨折

通常采取下肢骨牵引或皮牵引方法进行治疗,创伤小,无手术风险,但需要长期卧床,护理难度增加。可能会出现肺部感染、压疮、泌尿系统感染、下肢静脉血栓形成等并发症,患者生活质量降低,甚至死亡。研究发现,如果不存在绝对禁忌证,早期对老年髋部骨折患者进行手术治疗,可减少并发症的发生并降低死亡风险。

▶▶ 腕部和肩部骨折

目前腕部骨折以保守治疗为主,手法复位、石膏或夹板固定仍是大多数桡骨远端骨折患者的治疗方式。

采用闭合复位桡骨远端骨折时,推荐在麻醉下进行,不仅能缓解患者复位时的痛苦,还能帮助患者减少紧张情绪、放松肌肉,从而提高复位成功率。

绝大多数无移位的肱骨近端骨折周围的软组织仍然完整,并且骨折部位的骨膜、肩袖及关节囊等结构能维持骨折的稳定性。对于此种类型的骨折,可采取保守治疗。

3 手术治疗

▶▶ 脊柱压缩性骨折

目前经皮椎体成形术和经皮椎体后凸成形术为主的椎体强化术已广泛用于治疗老年脊柱压缩性骨折,这种方法能有效缓解患者腰背部疼痛、缩短患者卧床时间并减少相关并发症的发生。

▶▶ 髋部骨折

髋部骨折患者首选手术治疗,包括骨折内固定和人工关节置换两种类型。股骨粗隆间骨折可以采用钢板或髓内固定;股骨颈骨折因为愈合困难,一般采用髋关节置换术。

▶▶　腕部和肩部骨折

对于部分骨折复位不满意或再移位的患者,可采用切开复位内固定术。掌侧解剖锁定钢板内固定术是目前手术治疗桡骨远端骨折最常用的内固定方式。

对于粉碎程度严重、移位明显的肱骨近端骨折,闭合复位往往难以取得满意疗效,应尽可能手术治疗。临床上常见的手术方法包括切开复位内固定、半肩关节置换术和反式肩关节置换术等。

 术后康复

虽然一些老年骨质疏松性骨折患者术后效果满意,但他们往往无法快速下地活动,或者在家中无法进行专业的康复锻炼。老年人发生骨质疏松性骨折后,最主要也是最可怕的后果是丧失生活独立性,这对于老年人的心理及身体功能影响极大。老年人骨折术后仍需要专业的康复治疗,包括下肢关节功能锻炼、下肢肌肉力量练习、术后抗静脉血栓治疗及预防卧床并发症。

第 **28** 章

其他注意事项

　　中老年女性绝经后骨质疏松应该引起全社会的广泛重视。中老年女性在了解如何应对和预防绝经后骨质疏松的同时,还应学会减少并发症和治疗骨质疏松的小技巧,特别是有骨质疏松性骨折病史的患者。骨折往往会造成女性的活动能力下降,采取积极的抗骨质疏松治疗同时,还应额外采取一些措施以防止再发骨折的发生。

1　可能加重骨质疏松风险的药物

　　类固醇、芳香化酶抑制剂(治疗乳腺癌的药物)、抗惊厥药(治疗癫痫发作的药物)、血液稀释剂、抗凝剂和甲状腺药物可以增加骨质流失率。如果正在服用这些药物,需要咨询医生如何减少药物对骨质的影响,或者能否使用其他药物来替代这些药物。

 调整乳糖不耐受

部分老年人对乳糖不耐受,导致无法通过多喝牛奶来获取足够的钙。这时可以尝试一些酸奶和硬奶酪,这类奶制品易于消化,同时可避免乳糖不耐受的情况。此外,还可以选择其他富含钙的无乳糖食物,如绿叶蔬菜、鲑鱼(带骨头)和西兰花等。

 家居布置

改变老年人的居住环境,整理家居用品,规则摆放,以免杂乱的物品阻挡行走;移除地毯等可能滑动的地面装饰;调整座椅、马桶及床的高度;在淋浴间和厕所旁加装扶手;增加照明设备,特别是自动化的照明装置。总之,老年人的居室要设计合理,避免各种可能造成跌倒的因素。

4 日常注意事项

老年人行动缓慢,而且骨质比较脆弱,容易导致骨折。因此,走路时可以适当穿防滑鞋或使用拐杖等辅助工具。起床时,应缓慢由坐位改为站立。锻炼时应尽量选择比较温和的运动(如步行、慢跑、打太极拳、打门球等),而且动作幅度不宜过大,以免摔倒。在特殊环境条件下(如冬季下雪、路面结冰),容易跌摔造成骨折,这时应特别注意,尽量避免外出活动。避免单独到拥挤、复杂的环境中,避免在雨后湿滑的道路上行走。

5 其他预防措施

老年人需要提高自身的警觉性,足够重视预防跌倒。同时生活要规律,保持充足的睡眠,这样在日常活动中才能对周围环境具有良好反应,减少跌伤的风险。定期检查身体状况,及时治疗心脑血管疾病。对于疾病因素可能引发的平衡障碍患者,需要请专人来照顾。